Jean-Jacques Hauw

LA MALADIE D'ALZHEIMER

Deuxième édition mise à jour
3e mille

Que sais-je ?

À lire également en
Que sais-je ?

COLLECTION FONDÉE PAR PAUL ANGOULVENT

Didier Sicard, *L'Éthique médicale et la Bioéthique*, n° 2422.
Michel Godfryd, *Les Maladies mentales de l'adulte*, n° 2886.
Jean-Claude Monfort, *La Psychogériatrie*, n° 3333.
Benoît Verdon, *Le Vieillissement psychique*, n° 3981.
Chantal Hausser-Hauw, *La Maladie de Parkinson*, n° 4100.

Remerciements

Je remercie vivement Julien Brocard, Paul Denis, Élisabeth Hauw, Chantal Hausser-Hauw, et Bernard Lechevalier pour leurs précieux conseils.

ISBN 978-2-7154-3322-9
ISSN 0768-0066

Dépôt légal – 1re édition : 2019
2e édition mise à jour : 2025, avril

170 *bis*, boulevard du Montparnasse, 75014 Paris

« Plus ne suis ce que j'ai été,
Et plus ne saurais jamais l'être :
Mon beau printemps et mon été
Ont fait le saut par la fenêtre. »

Clément Marot, 1538

Introduction

La maladie d'Alzheimer, cause la plus fréquente de démence (parfois appelée « trouble neurocognitif »), est une épreuve personnelle et familiale exceptionnelle. Sombrer dans la démence est une angoisse réelle et justifiée, car la maladie fait perdre insidieusement son identité.

Que sait-on, aujourd'hui, de cette maladie ? Et tout d'abord, s'agit-il bien d'une maladie ? Est-elle différente d'un simple trouble de la mémoire lié à l'âge ? Quelles en sont les causes, ou les facteurs de risque, le ou les mécanismes à l'œuvre ? Comment la reconnaît-on ? Le diagnostic est-il simple à établir ? Les erreurs sont-elles fréquentes ? Quel est le risque d'être atteint ? Quel est son pronostic ? Comment la prévenir et la traiter ? Communiquer avec la personne malade ? La protéger ? Quels sont ses droits ? Les difficultés et les droits des aidants ? À ces questions, peut-on apporter des réponses précises ? Sinon, quelles explications peuvent être fournies ? Nous allons tenter de répondre à toutes ces interrogations.

La maladie d'Alzheimer est un enjeu considérable de santé publique. Sa fréquence est mal connue, car son diagnostic précis est difficile. Cette maladie, isolée ou associée à d'autres mécanismes, est en cause dans 50 à 70 % des cas de démence. En 2017, selon Santé publique France, 1,2 million de personnes étaient atteintes de la maladie d'Alzheimer et de maladies apparentées en France (et, selon l'OMS, près de 50 millions dans le monde). Une étude très précise menée en 2023 par la fondation Recherche Alzheimer n'a cependant évalué qu'entre 190 700 et 286 100 le nombre de cas de maladie d'Alzheimer diagnostiqués en France. Ces chiffres passent à 381 500 et 524 000 lorsque l'ensemble des malades présentant quatre symptômes ou plus de la maladie est pris en compte[1]. Au Canada, StatCAN évalue à 750 000 le nombre de personnes atteintes de démence ; le nombre de décès qui lui sont attribuables y a plus que triplé de 2000 à 2022. La maladie d'Alzheimer entraîne l'une des premières dépenses de santé des pays développés. Les chiffres sont très différents selon qu'ils comprennent les coûts directs (dépenses médicales…), les coûts indirects (dépenses non médicales…), ceux de l'aide informelle (aidants naturels…) et selon le système de soin utilisé : maintien à domicile, hébergement en établissement d'hébergement pour personnes âgées dépendantes (Ehpad), etc. En France, plusieurs études ont évalué à 3 000 euros le coût sociétal moyen mensuel d'un malade, tous stades de la maladie confondus. Le coût global annuel de la maladie est estimé à 23 milliards d'euros, selon un rapport de la fondation Médéric Alzheimer. C'est dire l'importance de la prévention et de la prise en charge efficaces de la maladie et des affections qui lui sont apparentées. C'est dire, aussi, l'impérieuse nécessité d'accélérer la recherche de traitements préventifs ou curatifs plus efficaces que ceux dont nous disposons.

1. Fondation Recherche Alzheimer, *Étude sur la prévalence et le vécu de la maladie d'Alzheimer et des maladies apparentées*, décembre 2023.

CHAPITRE PREMIER

Petite histoire d'une maladie ancienne

Comment Alois Alzheimer, psychiatre passionné de neuropathologie (étude anatomopathologique *post mortem* du cerveau), a-t-il distingué cette maladie des autres démences ? Nous analyserons ici la façon dont, lentement, nos conceptions ont évolué vers une affection « neurodégénérative » ou « neuro-évolutive », puis vers une maladie des protéines du cerveau, enfin un trouble de la plasticité cérébrale et de la réserve cognitive.

I. – Le « médecin des fous au microscope » et la maladie d'Alzheimer

Les symptômes (ressentis par la personne) et les signes (constatés par les médecins) de la maladie d'Alzheimer sont connus depuis l'Antiquité, mais son individualisation ne date que du début du XXe siècle. Alois Alzheimer, médecin-chef à l'asile municipal pour les maladies mentales et les épileptiques de Francfort-sur-le-Main, en Hesse, était passionné par l'étude du cerveau des malades à laquelle il avait été initié dans le laboratoire d'Albert von Kölliker à Würzburg, en Bavière. Ses confrères l'appelaient « le médecin des fous au microscope ». Alzheimer est intrigué par le cas de Mme Auguste Deter, hospitalisée du 25 novembre 1901 au 8 avril 1906. Âgée de 51 ans, elle souffre, selon son mari, de troubles de la mémoire et du comportement, d'insomnie, de désorientation, d'hallucinations et d'une agressivité croissante. Elle n'a subi aucun traumatisme psychologique manifeste, ni dans l'enfance ni plus tard. Son examen ne montre que d'importants troubles de la mémoire, du langage, du calcul et du raisonnement. Ils s'aggravent progressivement malgré les traitements par les somnifères et les bains chauds. Mme Deter reste alitée, ce qui lui provoque des escarres cutanées. Elle finira par mourir d'une pneumonie. Cette malade rappelle à Alois Alzheimer une autre, du même âge, qu'il n'avait pu étiqueter, et d'autres, plus âgées, qu'il avait rapportées sous le nom de « démence sénile et maladies mentales dues à l'altération des vaisseaux, l'artériosclérose ». Alzheimer obtient que Mme Deter reste hospitalisée et que sa famille l'autorise à étudier son cerveau après sa mort dans le laboratoire de neuropathologie de la clinique psychiatrique d'Emil Kraepelin à Munich, en Bavière, où il travaille depuis 1903. L'examen à l'œil nu du cerveau d'Auguste Deter montre la réduction du volume (atrophie) du cerveau, la dilatation des cavités ventriculaires et de rares vaisseaux atteints d'artériosclérose, ce qui est peu spécifique. Alzheimer met en œuvre les techniques de coloration des tissus nerveux les plus modernes du début du XXe siècle, notamment celle que son collaborateur Franz Nissl vient de décrire. Elle permet de reconnaître aisément les cellules nerveuses (neurones) et d'en analyser le noyau et le cytoplasme à l'examen au microscope des coupes du cerveau. Il utilise aussi l'imprégnation à l'argent que

Max Bielschowsky vient de mettre au point, montrant les prolongements des neurones, appelés dendrites et axones. Cette technique est la plus intéressante : elle révèle deux anomalies (« lésions ») en grand nombre, appelées aujourd'hui plaques séniles et dégénérescences neurofibrillaires.

Les « plaques séniles » sont présentes entre les cellules du cortex cérébral, la couche la plus superficielle du cerveau. Ces lésions ont été récemment décrites par Paul Oscar Blocq et Gheorghe Marinescu dans des cas d'épilepsie survenue chez des personnes âgées, puis par Oskar Fischer dans seize « démences séniles ». Alzheimer découvre, de plus, une nouvelle lésion révélée par la technique de Bielschowsky : des amas de fibrilles enchevêtrées imprégnées par l'argent apparus dans le cytoplasme des neurones, alors appelés « cellules ganglionnaires ». Il décrit une « altération particulière des fibrilles des cellules ganglionnaires », lésion aujourd'hui dénommée « dégénérescence neurofibrillaire ». Il rapporte l'histoire d'Auguste Deter et les lésions de son cerveau au Congrès des médecins aliénistes de Tübingen le 3 novembre 1906, dans l'indifférence générale : toutes les discussions portent alors sur les apports en psychiatrie de la toute récente théorie psychanalytique de Sigmund Freud. L'année suivante, Alzheimer publie pourtant cette observation dans la *Revue de psychiatrie et de médecine psychique légale* sous le titre : « À propos d'une curieuse altération du cortex cérébral. » En 1911, il fait état, dans un autre article, de plusieurs observations semblables chez des personnes d'âges différents qu'il a étudiées, ou qui ont été récemment décrites par Francesco Bonfiglio et Gaetano Perusini. Il pose, sans y répondre formellement, la question suivante : la maladie d'Auguste Deter survenue à 50 ans (démence présénile) est-elle la même que celle qui est observée chez les personnes âgées (démence sénile) ? En 1912, Emil Kraepelin, dans la dixième édition de son *Traité des maladies mentales*, distingue pour la première fois la « maladie d'Alzheimer » décrite par son élève. Cela donne à Alois Alzheimer une grande réputation et lui permet, notamment, d'obtenir la chaire de psychiatrie de Breslau, aux dépens de son principal concurrent, Eugen Bleuler, correspondant de Sigmund Freud et inspiré par sa théorie. Jusqu'à la fin des années 1960, de nombreux médecins persistent à différencier, comme l'avait fait Kraepelin, la maladie d'Alzheimer présénile, qui se manifeste essentiellement entre 40 et 65 ans, de la « démence sénile » plus tardive. Les études cliniques et neuropathologiques ultérieures ont cependant permis de les regrouper en formes précoces et tardives de la même maladie : la maladie d'Alzheimer.

II. – Une maladie neurodégénérative ou neuro-évolutive ?

La maladie d'Alzheimer, caractérisée par la dégénérescence puis la mort de certains neurones, est aujourd'hui classée parmi les « maladies neurodégénératives », conséquences de l'atteinte sélective de circuits de neurones permettant certaines fonctions du système nerveux. Par exemple, le malade sera atteint de paralysies dans la sclérose latérale amyotrophique (maladie de Charcot), de troubles de la coordination dans les atrophies du cervelet ou de troubles des fonctions intellectuelles, notamment de la mémoire et de la réflexion (troubles neurocognitifs), dans les démences neurodégénératives telle la maladie d'Alzheimer. Les symptômes dont souffrent les personnes atteintes de cette maladie, tardifs par rapport aux lésions du cerveau (car elles doivent être très nombreuses pour perturber son fonctionnement), s'aggravent progressivement, au contraire de ce qui se passe dans un accident vasculaire cérébral par exemple, dont le début clinique est brutal. Cela a fait proposer récemment le terme de maladie neuro-évolutive, jugé aussi moins décourageant que « neurodégénérative ».

III. – Deux protéines anormales

À la fin des années 1980, les constituants principaux des plaques séniles et des dégénérescences neurofibrillaires sont identifiés : ce sont deux protéines anormales, la protéine bêta-amyloïde (ou Aß, peptide de 40 à 42 acides aminés) et la protéine tau (en anglais *tubulin-associated unit*) hyperphosphorylée, ce qui fait classer la maladie d'Alzheimer dans le groupe des maladies des protéines, ou protéinopathies, cérébrales.

La maladie est parfois associée à de nombreuses autres lésions. Plus les études se multiplient, plus elles montrent la fréquence, chez certaines personnes démentes, des lésions qui s'ajoutent aux plaques séniles et aux dégénérescences neurofibrillaires. Certaines sont identiques à celles d'autres maladies dégénératives, comme la maladie de Parkinson. Il peut aussi s'agir de maladies des vaisseaux du cerveau, telle l'artériosclérose… On parle alors de « démence mixte ».

IV. – Une maladie de la forme des protéines : le concept de transconformation

C'est à la fin du XXe siècle que l'on comprend mieux l'importance de la forme des protéines, notamment de celle de l'Aß et de la tau hyperphosphorylée. Toutes les protéines, constituées de chaînes de polypeptides, peuvent adopter une forme (par exemple en hélices ou en feuillets ressemblant à une tôle ondulée), qui est appelée « conformation ». En changeant de forme, les protéines peuvent devenir toxiques pour la cellule (« malconformation »). Cette conformation anormale d'une protéine se transmet à sa voisine jusque-là de forme normale (on parle d'« ensemencement »), d'abord dans la même cellule, puis d'une cellule à sa voisine. Ce mécanisme peut être comparé à un effet domino : lorsque le premier domino d'une série disposée verticalement côte à côte tombe, les suivants tombent l'un après l'autre. Il a d'abord été décrit par Stanley Prusiner en 1981 dans les affections à prions, responsables de maladies infectieuses comme la tremblante du mouton et la maladie de Creutzfeldt-Jakob humaine. Dans la maladie d'Alzheimer (qui n'est pas infectieuse), de nombreuses observations ont montré que la conformation anormale des protéines Aß et tau hyperphosphorylée se transmet par ensemencement d'un neurone vers ses voisins, notamment ceux qu'il contacte par ses connexions, les synapses. Des réseaux neuronaux différents sont atteints selon le type (« la souche ») de protéine anormalement conformée. Il est aussi possible que la protéine Aß mal conformée soit susceptible d'induire la malconformation de la protéine tau (alors que la réciproque est moins probable). Cette transmission de la malconformation (appelée « transconformation » par le chercheur Dominique Dormont) explique l'atteinte progressive et sélective de certains circuits du cerveau. Si la destruction de ces réseaux de neurones est trop rapide pour qu'ils puissent se réorganiser, elle altère la fonction du réseau de neurones affecté. Lorsque cette altération est assez importante, elle provoque les signes cliniques d'une maladie neurodégénérative.

V. – La « perte de connectivité »

Les neurones, organisés en réseaux interconnectés, ont la fonction essentielle de conduire l'influx nerveux (un signal électrique) grâce à leurs prolongements. Il en existe deux types : les dendrites, nombreuses et de faible longueur, sont des antennes réceptrices – elles reçoivent sur leurs synapses (contacts spécialisés dans la transmission de l'influx nerveux entre deux neurones) l'influx provenant d'autres neurones et le conduisent vers le corps cellulaire du neurone. L'axone du neurone, prolongement souvent très long, est son antenne émettrice – il conduit l'influx du corps cellulaire vers les synapses situées à son extrémité qui transmettent ce signal aux dendrites d'autres neurones. Deux types de synapses conduisent l'influx nerveux. Les synapses électriques, les plus rares, lui permettent de passer directement d'un neurone à l'autre. Les synapses chimiques (où les deux neurones sont séparés par un petit espace, la fente synaptique) ont un mécanisme plus complexe : un neurotransmetteur (acétylcholine ou glutamate, par exemple) y est produit par le neurone et va exciter un récepteur spécifique situé sur le neurone adjacent, transmettant ainsi l'influx nerveux. Les neurones forment des réseaux interconnectés spécialisés dans les diverses fonctions du cerveau. Certains permettent de bouger, d'autres de parler ou de gérer les différents types de mémoire… Ils sont tous coordonnés par des réseaux d'interconnexion (centres de commande ou *hubs*), souvent situés dans le cortex de la partie antérieure du lobe frontal (cortex préfrontal). Cette immense toile d'araignée en trois dimensions évolue en fonction de l'âge de la personne, de ses expériences, de ses maladies…

VI. – La neuroplasticité tenue en échec

On croyait le cerveau définitivement organisé chez l'adulte, après une période de maturation se terminant à la fin de l'adolescence. On sait, depuis quelques dizaines d'années, que la formation de neurones adultes à partir des « cellules souches » cérébrales (qui donnent naissance à toutes les cellules du cerveau) persiste toute la vie. Cela concerne notamment une région du cortex cérébral située dans la région médiane du lobe temporal, l'hippocampe (dont la section ressemble au petit cheval de mer), qui joue un rôle très important pour la mémoire. De plus, les réseaux du cerveau sont en réorganisation permanente. Dès 1979, Paul Coleman et son équipe ont montré que les ramifications et les synapses des neurones des cerveaux de personnes décédées de maladie d'Alzheimer étaient moins nombreuses que celles de personnes âgées normales. Ils ont suggéré que deux populations de neurones coexistent au cours du vieillissement : l'une dégénère et l'autre régénère, remplaçant les neurones disparus. En permanence, certaines synapses disparaissent (les connexions s'éteignent) et d'autres se reforment, un nouveau prolongement nerveux venant occuper la synapse déshabitée. Si un neurone meurt, les circuits persistent donc en se régénérant. De plus, de nouveaux neurones se différencient et contribuent à la réparation des circuits ou même à la formation de nouveaux circuits.

Ce processus de régénération cérébrale permanente a des limites : les réseaux massivement touchés par une maladie ne sont plus capables de se reconstituer, et des troubles de la fonction qu'ils sous-tendent apparaissent. De plus, au cours du vieillissement normal, le nombre de cellules souches et les possibilités de régénérescence des neurones adultes diminuent. Combien de neurones perdons-nous chaque année ? Personne n'a pu répondre précisément à cette question : nous ne savons, jusqu'ici, compter les neurones et les synapses que sur le cerveau prélevé à l'autopsie (et les données obtenues ont été si différentes selon les périodes et les techniques employées – 80 à 100 milliards de neurones sont évoqués aujourd'hui, chacun d'entre eux étant connecté à 1 000 autres – qu'il est impossible d'apprécier des variations modestes). Comparer les personnes âgées et jeunes est difficile : la taille des hommes et de leur cerveau (et donc probablement le nombre de leurs neurones) augmente depuis des dizaines d'années. Comparer des cerveaux de personnes âgées (nées lorsque le nombre de leurs neurones était plus faible) et jeunes fait commettre une « erreur de cohorte ».

VII. – Une maladie qui déborde la « réserve cognitive active »

L'étude de personnes atteintes par une tumeur du cerveau a plus récemment confirmé que le cerveau avait, à l'âge adulte, une plasticité encore plus importante que ce que l'on pensait. Il peut en effet s'adapter à la destruction progressive totale de l'une de ses régions : les fonctions de cette région (par exemple le langage ou la motricité) sont peu à peu assurées parfaitement par les régions voisines encore saines, comme l'ont montré notamment les neurochirurgiens Hugues Duffau et Emmanuel Mandonnet en 2007. Cette plasticité permet la réorganisation permanente des circuits du cerveau et sous-tend l'hypothèse de la « réserve cognitive active » : plus une personne fait travailler son cerveau, plus elle développe des réseaux de neurones et peut s'adapter à une agression comme celle de la maladie d'Alzheimer. Cela permettrait d'expliquer les résultats de la « Nun study ». Cette étude célèbre, menée depuis 1986 aux États-Unis, a comparé les performances intellectuelles d'un groupe de religieuses âgées à leurs « lettres de motivation » écrites cinquante ans plus tôt, lorsqu'elles avaient demandé à prendre le voile. Les lettres témoignant d'une grande intelligence et d'une bonne érudition (aisance de langage, richesse du vocabulaire, finesse de l'auto-analyse des raisons spirituelles de leur désir d'engagement…) avaient été écrites par les sœurs toujours en bonne santé intellectuelle, alors que les lettres les plus pauvres l'avaient été par les religieuses souvent atteintes de démence cinquante ans plus tard.

CHAPITRE II

La maladie d'Alzheimer de la personne âgée

I. – Quelques exemples de début de la maladie

Jacqueline a 76 ans. Institutrice à la retraite, elle a toujours été très autonome. Son mari remarque, depuis plusieurs mois, peut-être même des années, qu'elle a des « trous de mémoire ». Certes, elle est toujours capable de réciter les fables de La Fontaine qu'elle a apprises à l'école ou de se souvenir de la date d'anniversaire de leurs enfants, mais quelque chose ne va pas : lorsqu'il rentre à la maison après être sorti acheter son journal, il la retrouve de plus en plus souvent, dans l'entrée ou la cuisine, marmonnant « Où sont mes clés ? » ou bien « Où est mon portable ? », et même « Où as-tu rangé les assiettes ? ». Elle a parfois des difficultés à accomplir des tâches familières, comme préparer un repas. C'est encore plus net quand ils vont faire les courses : « Quel est ce diable de code de ma carte bleue ? », « Combien vous ai-je donné ? ». Et même, il y a quelques jours, lorsqu'ils ont croisé leur nouvelle voisine : « Bonjour madame… euh… » Elle ne se rappelait pas son nom, alors qu'elles se sont rencontrées il y a deux jours à la réunion des copropriétaires et que leurs boîtes à lettres sont situées l'une à côté de l'autre ! De plus, elle demande régulièrement à son mari des renseignements qu'il vient de lui fournir. Il y a quelques mois, il lui a fallu plus de deux heures pour rentrer chez elle en voiture du supermarché où elle était allée faire les courses de la semaine, alors que le trajet lui prend habituellement 10 minutes. Une de leurs amies lui a raconté que, l'ayant rencontrée par hasard sur le parking, elle avait dû mettre en marche son GPS lorsqu'elle s'était rendu compte que Jacqueline s'était perdue et n'arrivait pas à revenir chez elle. Lorsqu'il retrouve son manteau dans le placard à balais et leur trousseau de clefs dans le frigidaire, le mari de Jacqueline la conduit à la consultation de leur médecin de famille. Celui-ci, après l'avoir examinée, lui conseille de consulter un neurologue.

Charles a 73 ans. Depuis quelque temps (quelques semaines ou mois, ils ne sauraient dire) ses amis trouvent étrange qu'il ne participe plus aussi bien à leurs discussions. Alors qu'il était toujours très au fait des dernières nouvelles, il ne se souvient plus très bien des résultats du championnat de football ou des dernières déclarations du ministre des Transports dans le conflit social actuel. De plus, lui qui était le meilleur dégustateur de vins du groupe ne peut plus distinguer un beaujolais d'un médoc. Pourtant, ancien agent de la SNCF, il se tient toujours au courant des actualités et ne boit pas trop, ni avec son groupe d'amis ni chez lui. Le matin, après le petit déjeuner qu'il prend avec son épouse, il promène son chien, fait quelques courses, revient chez lui, s'occupe de son jardin et regarde la télévision avant de déjeuner. Après la sieste, il rejoint son groupe d'amis au café vers 17 heures et participe à leur partie de billard ou de pétanque (ce qu'il fait toujours aussi bien) ou de belote (où il perd cependant plus souvent), avant de rentrer dîner avec son épouse et de regarder de nouveau la télévision. L'un de ses amis parle à sa femme de ses troubles de la mémoire. Elle hoche la tête et le remercie. C'est vrai, il semble parfois un peu perdu. Quelques mois plus tard, elle se rend compte que Charles n'arrive plus à faire les mots croisés du journal local et a même de plus en plus de difficultés à suivre les séries policières qu'il regarde régulièrement à la télévision. Elle ne s'inquiète vraiment que le jour où l'un de ses amis lui confie qu'il ne veut plus l'avoir pour partenaire à la belote, car il arrive régulièrement en retard, joue beaucoup plus mal et devient agressif lorsqu'on lui fait la moindre remarque. C'est vrai qu'alors qu'il était toujours calme et réservé, il multiplie les sautes d'humeur. Elle décide de consulter leur médecin traitant. Après l'avoir examiné, celui-ci demande des examens complémentaires et recommande de prendre l'avis d'un gériatre.

Suzanne a 82 ans. Ancienne pharmacienne, veuve depuis trois ans, elle est encore très active, participant à la vie sociale de la petite ville où elle a pris sa retraite. Elle faisait encore partie du conseil municipal jusqu'à l'année dernière. Elle joue au bridge avec son groupe d'amis et s'occupe d'associations : l'une d'entraide sociale sur le thème « Nourrir tous les hommes, les défis et les solutions », l'autre de calligraphie (qui lui permet de faire plusieurs voyages tous les ans pour assister à des événements aux quatre coins de la France, et même au Québec). Elle a été surprise, le mois dernier, de recevoir un mail, puis une lettre recommandée, de sa banque l'avertissant qu'elle avait dépassé le découvert autorisé. Elle était pourtant certaine d'avoir un solde nettement positif. En vérifiant son compte, pourtant, elle s'aperçoit qu'elle a oublié plusieurs achats effectués avec sa carte bancaire lors de son voyage à Montréal. Elle n'est pas inquiète : il lui suffit de retirer la somme manquante de son livret d'épargne. Elle se promet de le faire dès le lendemain et d'approvisionner son compte quand elle ira faire ses courses. C'est pourquoi le rappel qu'elle reçoit quelques jours plus tard l'étonne. Suzanne finit par aller voir son banquier qui lui confirme que son compte a effectivement été en négatif, et lui apprend qu'elle n'y a effectué aucun dépôt récent. Il la rassure pourtant : le virement mensuel de sa pension de retraite a comblé ce déficit. Quand elle raconte ses démêlés bancaires à ses filles, qu'elle invite à déjeuner un dimanche sur deux après la messe, elles sont étonnées : Suzanne était particulièrement scrupuleuse. Elle a été trésorière de l'association d'entraide sociale pendant quinze ans sans la moindre difficulté. Ses filles ne s'inquiètent pas non plus quand elle oublie leur rendez-vous le mois suivant. Cependant, quand Suzanne oublie le repas familial traditionnel de la veille de Noël et qu'elle ne se rappelle plus le prénom d'une de ses petites filles, elles se concertent et décident de l'accompagner consulter un neurologue.

Les difficultés qui apparaissent le plus souvent tout au début de la maladie concernent quatre activités courantes : l'utilisation du téléphone, la conduite automobile, la gestion des prises de médicaments et du budget, et l'orientation dans le temps et l'espace.

II. – Le risque de maladie d'Alzheimer est-il le même pour tous[1] ?

1. **Âge.** – C'est le facteur majeur. La prévalence (pourcentage de cas observés dans une population) de la maladie augmente, en France, selon l'étude Paquid, de 0,6 % chez les hommes et 0,7 % chez les femmes âgées de 65 à 69 ans à 17,7 % chez les hommes et 23,6 % chez les femmes de 90 ans et plus. Ces chiffres, qui constituent une bonne estimation, restent approximatifs : le diagnostic de la maladie est difficile en l'absence d'étude neuropathologique *post mortem* (nous le verrons au chap. IV). De plus, le nombre de nonagénaires et de centenaires étudiés reste relativement faible.

2. **Sexe.** – C'est un autre facteur de risque manifeste : les femmes ont un risque de démence plus élevé que les hommes. La charge mentale a été évoquée. Une étude récente oriente vers la piste hormonale et les modifications immunitaires, vasculaires ou cognitives associées à la grossesse et ses conséquences (nutrition, occupations…) qui pourraient conduire à des mesures préventives : l'analyse de la base de données du centre de recherche Kaiser Permanente de Portland aux États-Unis (plus de 1 400 femmes, dont 68 % étaient Caucasiennes, âgées de 40 à 55 ans, étudiées entre 1964 et 1973, puis suivies entre 1996 et 2017) a montré qu'une démence s'était développée chez 36 %

1. N. Mukadam *et alii*, « Changes in prevalence and incidence of dementia and risk factors for dementia : An analysis from cohort studies », *Lancet Public Health*, vol. 9, n° 7, juillet 2024, p. 443-460.

d'entre elles. Le risque de démence était réduit de 12 % chez les femmes ayant eu trois enfants ou plus (une sur deux) par rapport à celles qui avaient eu seulement un enfant. Les trois quarts des femmes avaient fait au moins une fausse couche. Celles qui n'en avaient pas fait avaient un risque de démence inférieur de 20 % par rapport aux autres (en tenant compte de l'origine ethnique, de l'âge, du niveau d'éducation, des hystérectomies et des autres maladies associées). Le nombre d'années entre les premières règles et la ménopause semble aussi important puisque les femmes qui avaient eu de longues périodes de reproduction (de 38 à 44 ans) avaient un risque de démence réduit de 33 % comparé à celui des femmes qui avaient des périodes de reproduction plus courtes (de 21 à 30 ans), après ajustement pour les données démographiques. De plus, les femmes qui avaient eu leurs premières règles dès 13 ans avaient un risque plus faible (– 31 %) que celles qui les avaient eues à 16 ans ou plus. L'âge de la ménopause est aussi important : les femmes ménopausées après 45 ans avaient un risque réduit de démence par rapport à celles qui l'étaient à 45 ans, après ajustement sur les données démographiques.

3. **Facteurs génétiques.** – Dans de rares cas (moins de 1 %), la maladie est familiale, d'origine purement génétique, « autosomique dominante ». Ces formes de début précoce seront décrites au chapitre VI. Les gènes de prédisposition à la maladie d'Alzheimer de début tardif sont plus souvent en cause. Le plus fréquent, situé sur le chromosome 19, code une glycoprotéine, l'apolipoprotéine E (ApoE) qui régule la répartition des lipides des membranes de la cellule. Il serait impliqué

dans 20 à 25 % des cas. Il en existe trois formes (ApoE2, ApoE3 et ApoE4). Le risque de développer la maladie d'Alzheimer dépend à la fois de la forme de l'ApoE dont la personne est porteuse et de son caractère homozygote (la personne est porteuse de deux copies du gène) ou hétérozygote (elle porte une seule copie du gène). Les porteurs de la forme homozygote E4/E4 (2 % de la population générale) ont un risque douze fois supérieur à ceux des E3/E3. Les porteurs de la forme hétérozygote E3/E4 (15 % de la population générale) ont, eux, un risque trois fois supérieur à celui des E3/E3. L'allèle E2 serait au contraire protecteur, puisque les porteurs d'E2/E2 ont un risque de maladie légèrement inférieur à celui des non-porteurs. On ne connaît pas encore parfaitement la raison du risque induit par l'ApoE4, facteur qui est aussi péjoratif dans d'autres affections cérébrales (comme les traumatismes crâniens). De multiples mécanismes, peut-être associés, sont en exploration : la forme anormale de cette lipoprotéine réduit le remodelage des synapses et donc la plasticité cérébrale. De plus, elle est toxique pour les vaisseaux sanguins du cerveau. L'ApoE2 et l'ApoE3 contrôlent les niveaux de la cyclophiline A (CypA), molécule qui intervient dans l'inflammation. CypA perturbe la barrière sang-cerveau, indépendamment de la protéine Aß qui, elle aussi, entraîne des lésions des vaisseaux sanguins du cerveau. Enfin, l'ApoE facilite la formation d'amylose (organisation en fibrilles « amyloïdes » conformées en hélices de protéines très variées qui deviennent toxiques) : elle est « amyloïdogène ».

Une mutation d'un autre gène (TREM2, qui se lie aux oligomères d'Aß et code une protéine intervenant dans la mort cellulaire programmée) augmente le risque de développer la maladie d'Alzheimer, dans des proportions voisines de celles de l'ApoE. De multiples autres gènes prédisposant à cette maladie (liés par exemple au processus d'autophagie, processus de dégradation d'une cellule par ses propres moyens) ou, au contraire, réduisant son risque, ont été trouvés.

On insiste plus récemment sur le rôle du gène TOMM40, notamment dans la mémoire immédiate et le rappel mnésique. Comme l'ApoE, il pourrait contribuer à l'accélération de la maladie (la conversion du stade préclinique aux stades symptomatiques). Des études récentes ont montré qu'outre les facteurs génétiques, des facteurs « épigénétiques » interviennent dans le mécanisme de la maladie d'Alzheimer : des molécules (notamment les micro-ARNs) régulent l'expression (la lecture et l'utilisation) des gènes portés par les chromosomes. Dans la maladie d'Alzheimer, l'expression de multiples micro-ARNs est modifiée dans le cerveau, le liquide cérébro-spinal (LCS) qui entoure le système nerveux central et le sang des malades. Quant aux facteurs ethniques parfois évoqués (par exemple le risque plus élevé chez les personnes afro-américaines par rapport à celles qui sont d'origine asiatique aux États-Unis), ils sont peut-être dus aux stress induits par un statut socioprofessionnel modeste[1].

4. **Traits de personnalité.** – Certains sont plus fréquemment observés chez les personnes développant la maladie d'Alzheimer, tel le névrosisme, ou « neuroticisme » (tendance élevée aux émotions négatives,

1. Alzheimer's Association International Conference, *Stressful life experiences age the brain by four years : African-Americans most at risk*, 2017.

dysfonctionnement du système limbique se manifestant par des épisodes fréquents d'anxiété, dépression, culpabilité, colère, stress...).

5. **Troubles de l'audition.** – Ils sont associés à un risque élevé de troubles cognitifs chez les personnes âgées. Une étude danoise récente a insisté sur les rapports entre la surdité précoce, facteur d'appauvrissement relationnel, et les démences survenant avant 69 ans.

6. **Troubles de la vision (cataracte) non traités.** – Ils seraient responsables de 2 % des démences, sans que leur mécanisme d'action soit connu.

7. **Niveau d'éducation.** – Un bas niveau d'éducation serait en cause dans 5 % des cas.

8. **Consommation de substances addictives.** Pour ce qui concerne la consommation d'alcool, une étude récente conduite au Royaume-Uni sur plus de 9 000 personnes âgées de 35 à 55 ans, suivies pendant en moyenne vingt-trois ans, a montré qu'aussi bien l'abstinence que la consommation excessive d'alcool sont associées à l'augmentation du risque de démence, celui-ci s'élevant de façon linéaire lorsque la consommation s'accroît au-dessus d'un certain seuil. En revanche, la consommation de 1 à 14 verres (demi de bière, ballon de vin rouge, coupe de champagne ou verre de whisky) par semaine est associée à un plus faible risque de démence. Ces données concernent toutes les démences, quelle qu'en soit la cause. Le mécanisme de l'augmentation du risque est mal connu. Il pourrait s'agir de la réduction du flux sanguin cérébral et

aussi d'avitaminoses, de démences alcooliques… Le mécanisme de la baisse du risque, entraînée par une consommation modeste, est tout aussi mal connu. Peut-être est-ce dû à une sociabilité plus grande…

Les rapports entre cannabis et démences sont du même type : certaines études expérimentales montrent qu'à très faible dose il pourrait inhiber l'agrégation de la protéine Aß. En revanche, son usage important entraîne des troubles mentaux sévères.

9. **Médicaments.** – Certains peuvent prédisposer au développement ou à l'aggravation de la maladie. Les médicaments « anticholinergiques » accentuent le déficit en un neuromédiateur (l'acétylcholine) induit par la dégénérescence de certains circuits affectés dans la maladie d'Alzheimer. Il s'agit, par exemple, d'antidépresseurs (comme la Doxépine, Quitaxon®), d'antihistaminergiques prescrits contre les allergies et le mal des transports, tels la diphénhydramine (Benadryl®, Nautamine®) et la chlophéniramine (Chlor-trimeton®), ou de certains traitements de l'incontinence urinaire, telle l'oxybutynine (Ditropan®). Quant aux benzodiazépines, médicaments anxiolytiques, relaxants et hypnotiques qui agissent par synergie avec le récepteur de l'acide gamma-aminobutyrique (GABA), ils font l'objet d'une controverse qui montre combien il est délicat d'interpréter certaines études épidémiologiques : une étude franco-canadienne a montré que leur prise pendant trois à six mois augmentait de 30 % le risque de maladie d'Alzheimer. Au-delà de six mois, le risque augmentait encore (60 à 80 %). Il était plus important lorsque des benzodiazépines à longue action étaient utilisées. Une autre étude française a confirmé ces

données. Une étude américaine très complète a cependant contredit ces résultats[1]. Plus de 3 400 personnes âgées de plus de 65 ans, dont la consommation avait été suivie en moyenne 7,3 ans, ont été évaluées. Tous facteurs confondants (âge, sexe, niveau d'éducation, tabagisme, antécédents cardiovasculaires, dépression…) pris en compte, aucune association entre la survenue d'une démence, notamment d'une maladie d'Alzheimer, et la prise de benzodiazépines à forte dose n'a été mise en évidence. Si, à faible dose, il existait une discrète augmentation du risque de démence, le déclin annuel des fonctions cognitives était légèrement plus lent chez les gros consommateurs que chez les non-consommateurs ! Les revues générales sur ce sujet suggèrent de refaire une étude plus complète…

10. **Facteurs de risque vasculaire.** – Le diabète de type 2, l'hypertension artérielle, l'hypercholestérolémie LDL (« mauvais cholestérol »), l'obésité et les maladies cardiovasculaires sont des facteurs de risque de démence vasculaire qui peuvent aggraver la maladie d'Alzheimer (entraînant une démence mixte).

---

1. S.L. Gray *et alii*, « Benzodiazepine use and risk of incident dementia or cognitive decline : prospective population based study », *British Medical Journal*, février 2016, en ligne : www.bmj.com/content/352/bmj.i98.

III. – Les symptômes et signes de la maladie

> « Eh bien ! que fais-tu donc, ô mémoire infidèle ? »
>
> Sophie d'Arbouville, « La Mémoire », *Poésies et nouvelles*, 1840

Les *troubles de la mémoire*, constants, ne sont pas toujours les premiers symptômes et ne touchent pas de la même manière les différents types de mémoire. Ceux-ci sont sous-tendus par des réseaux de neurones distincts (quoique interconnectés) et en constante réorganisation. La mémoire est un processus très complexe, qui fait parler « des mémoires ». Schématiquement, il est possible de distinguer les mémoires à court et long termes.

La *mémoire à court terme* (ou mémoire de travail) permet de retenir une information pendant une courte durée (quelques secondes ou dizaines de secondes). Mémoire du présent, elle permet de manipuler les données : se souvenir d'une adresse avant de la noter… Fragile, cette mémoire à court terme nécessite attention et concentration. Pour la tester, on demande par exemple à la personne de retenir une liste de sept chiffres et de les réciter dans un sens, puis dans l'autre. La personne atteinte de la maladie d'Alzheimer échoue le plus souvent. Cette mémoire utilise le cortex préfrontal situé à la partie antérieure du cerveau.

La *mémoire à long terme* comporte elle-même deux groupes différents : les mémoires *explicite* et *implicite*. La mémoire *explicite* (dont on a conscience et dont on peut exprimer le contenu) comprend la mémoire *sémantique* (le savoir, la culture générale) et la mémoire *épisodique* (ou autobiographique, qui permet de forger de nouveaux souvenirs en se rappelant un événement dans son contexte). Cette dernière (qui apparaît vers 3 ou 4 ans) utilise des réseaux neuronaux des régions médianes du cortex cérébral, et plus particulièrement de l'hippocampe et de certaines régions voisines (« para-hippocampiques »). Certaines cellules de l'hippocampe, situées dans l'une de ses régions (CA1) sont impliquées dans la mémoire épisodique. Elles sont connectées à d'autres régions du cerveau, les corps mamillaires et le thalamus, formant le « circuit de Papez » dont les lésions entraînent des troubles de cette mémoire épisodique. Deux molécules permettant la transmission de l'information, l'acétylcholine et le glutamate, sont essentielles au fonctionnement de l'hippocampe. Dans la maladie d'Alzheimer, la mémoire explicite est la plus touchée. Les souvenirs les plus récents disparaissent les premiers. La mémoire *implicite* ou procédurale (automatique) est la mémoire des processus inconscients comme les capacités motrices (faire du vélo, nager…) et de certaines émotions : c'est le rappel, à notre insu, de souvenirs liant présent et passé. Cette mémoire implicite, indépendante du circuit de Papez, est très tardivement touchée.

En résumé, dans la maladie d'Alzheimer typique, la mémoire à court terme et la mémoire explicite (portant notamment sur les souvenirs les plus récents) sont d'abord touchées. En général, l'atteinte de la mémoire épisodique est plus tardive, entraînant une désorientation dans le temps et l'espace. Par exemple, le malade se perd dans son quartier ou oublie une date importante.

La mémoire sémantique est affectée à un stade variable de la maladie : le malade cherche ses mots, prend un mot pour un autre ou utilise fréquemment des substituts vagues : « truc » ou « machin », par exemple. Les mots les plus abstraits, les plus compliqués, ne sont plus utilisés. Enfin, la mémoire implicite est conservée très longtemps : le malade sait toujours faire du vélo et nager.

Les autres symptômes de la maladie sont l'*apathie* (perte de la motivation, absence d'intérêt, de réaction aux *stimuli*, émoussement affectif, indifférence, qu'il ne faut pas confondre avec une dépression nerveuse), les *troubles du langage* (difficulté à trouver les mots, emploi d'un mot à la place d'un autre...) *et ceux des fonctions cognitives* (altération des idées, du jugement, du raisonnement, de la pensée), associées au *syndrome dysexécutif* : perte des opérations mentales requises pour la réalisation d'une tâche cognitive complexe orientée vers un but, désinhibition (perte de la pudeur, de la réserve), agitation permanente. L'*agnosie des visages* ou *prosopagnosie* (absence de reconnaissance, parfois compensée par l'identification de la voix de la personne rencontrée), l'*anosognosie* (méconnaissance de sa maladie due aux lésions du cerveau, qui peut être associée à un déni psychologique) sont souvent observées. On a plus récemment insisté sur la *perte de la capacité de prospective épisodique* (possibilité de se projeter dans l'avenir) dans la maladie d'Alzheimer.

D'autres symptômes, souvent transitoires, peuvent aussi inaugurer la maladie ou survenir par épisodes tout au long de son évolution : d'abord une tristesse non motivée, voire un authentique état dépressif, ou une confusion mentale (perplexité anxieuse, troubles de la vigilance, agitation, désorientation dans le temps et l'espace, délires survenant par bouffées qui sont régressifs en quelques jours). Les autres symptômes parfois inauguraux sont l'irritabilité, les troubles du sommeil (insomnie, perturbation du rythme de veille et de sommeil…) ou du comportement (la personne devient hyperactive, instable, agitée, agressive, adopte sans le vouloir des conduites inappropriées dans le contexte social), les hallucinations auditives (elle entend des voix, des extraterrestres lui parlent…) ou visuelles (elle voit des anciennes connaissances aujourd'hui décédées, des fantômes…).

L'ordre le plus fréquent d'apparition des symptômes et signes de la maladie d'Alzheimer est le suivant : outre les conséquences des troubles de la mémoire déjà signalées (difficulté de gestion du budget…), ce sont le plus souvent d'abord l'irritabilité, l'état dépressif et les perturbations du sommeil ; ensuite l'anxiété, la modification de l'appétit, l'agitation et l'apathie ; enfin l'exaltation, les troubles moteurs, les hallucinations, les illusions et la désinhibition. Paradoxalement, une personne venant consulter pour des troubles de l'attention ou de la mémoire persistant depuis longtemps ne souffre sans doute pas de la maladie d'Alzheimer puisque leur durée témoigne de la stabilité de ces troubles.

IV. – La première consultation

Lors de la première consultation, le médecin analyse les antécédents du malade. Il recherche d'une part les maladies dont il a déjà été atteint : hypertension artérielle, diabète, accidents vasculaires cérébraux, épilepsie, troubles psychiatriques, confusion ou état dépressif antérieurs, traumatismes physiques ou affectifs, prises de médicaments, d'alcool ou de toxiques pouvant induire ou aggraver des troubles cognitifs, troubles du sommeil et, d'autre part, des antécédents familiaux de maladie d'Alzheimer ou de maladies apparentées.

L'examen clinique général (auscultation cardiaque et pulmonaire, mesure de la pression artérielle, recherche de déficit visuel ou auditif...) est classiquement normal au début de la maladie. Toute découverte (souffle cardiaque ou de l'artère carotide, trouble sphinctérien...) doit faire évoquer un autre diagnostic ou une maladie associée.

L'examen neurologique est, lui aussi, habituellement normal : il n'y a aucun trouble de la force musculaire, la sensibilité, les réflexes, l'équilibre... Des travaux récents ont montré que les régions du cortex cérébral responsables de la motricité, de la sensibilité et de l'olfaction étaient précocement atteintes, mais cela ne se traduit pas par des signes manifestes. L'atteinte de l'odorat (à vrai dire rarement recherchée systématiquement) est cependant l'un des premiers signes. Il est aussi possible que le médecin trouve quelques anomalies sans qu'il puisse pour autant éliminer le diagnostic de maladie d'Alzheimer. Il peut s'agir de troubles sans rapport manifeste avec elle (arthrose, dysurie...) ou encore de signes témoignant d'un autre mécanisme de démence qui peut être isolé ou associé à la maladie d'Alzheimer (hypertension artérielle responsable d'un accident vasculaire cérébral – AVC), par exemple, induisant une « démence mixte »).

De plus, des contractures musculaires sans déficit de la force sont souvent observées aux stades avancés de la maladie.

V. – L'évolution et les différents stades de la maladie

L'installation lente et l'aggravation progressive de la maladie ont permis de décrire plusieurs stades (de 4 à 7 selon les auteurs). Nous analyserons l'évolution schématique en 7 stades décrits en 1994 par le psychiatre américain Barry Reisberg[1].

Stade 1 (« préclinique ») : plus on en sait, plus il est long (vingt, trente ans ?). La personne est, à tous égards, apparemment normale. Pourtant, si on effectuait des examens biologiques ou une imagerie cérébrale pour détecter les protéines anormales présentes dans la maladie d'Alzheimer, elles seraient trouvées. C'est l'étude systématique du cerveau à l'autopsie de personnes décédées d'autres maladies à des âges variés qui a permis de s'en rendre compte.
Stade 2 (« prodromique » ou « prédémentiel », « trouble cognitif très léger ou bénin ») : la personne a parfois l'impression d'avoir des trous de mémoire, d'oublier des mots courants ou la place de certains objets de sa vie quotidienne, comme ses lunettes. Mais aucun symptôme de démence n'est détecté par la famille, les collègues ou amis, et même lors

1. B. Reisberg *et alii*, « The global deterioration scale for assessment of primary degenerative dementia », *The American Journal of Psychiatry*, vol. 139, n° 9, septembre 1982, p. 1136-1339.

d'examens médicaux (ce stade dure habituellement quelques années).

Stade 3 (« déficit cognitif léger » ou « trouble cognitif léger ») : apparaissent des difficultés manifestes à trouver le bon mot, à se souvenir du nom de personnes rencontrées récemment, à effectuer correctement des tâches dans un contexte social ou professionnel, à retenir ce qui vient d'être lu, à retrouver des objets de valeur, planifier, organiser, s'orienter. La famille, les amis et les collègues commencent à remarquer certaines anomalies. Le médecin ou le psychologue décèle des troubles de la mémoire ou de la concentration à un examen approfondi. La personne ne se rend pas compte de ses troubles et, lorsqu'on lui en parle, elle est dans le déni.

Stade 4 (« déficit cognitif modéré », stade léger ou précoce de la maladie) : la personne ne se souvient pas des faits récents, confond les dates, fait des erreurs dans ses comptes, se trouve en difficulté dans les tâches nécessitant logique et mémoire. Le soignant observe habituellement des symptômes évidents de la maladie dans plusieurs domaines : l'oubli d'événements récents et de son propre passé, l'altération de la capacité à résoudre des calculs mentaux, par exemple le décompte de 7 en 7 à partir de 100, des difficultés accrues à exécuter des tâches complexes (préparation d'un dîner pour des invités, règlement des factures…). Il existe souvent des sautes d'humeur ou un repli sur soi, notamment dans les situations socialement ou mentalement éprouvantes. La personne perd souvent son intérêt pour ses activités habituelles. Cependant, elle se déplace toujours sans difficulté chez elle ou dans des lieux connus, évitant souvent les situations complexes. Elle reconnaît et nomme ses proches et peut encore vivre normalement.

Stade 5 (« déficit cognitif modérément sévère », stade modéré ou intermédiaire de la maladie) : des troubles de la mémoire et du raisonnement sont manifestes. La personne a désormais besoin d'aide pour les activités quotidiennes. Elle peut être incapable de se souvenir de son adresse, de son numéro de téléphone, de l'école qu'elle a fréquentée, être désorientée dans le temps et l'espace, rencontrer des difficultés à résoudre des problèmes mathématiques simples, tels décompter de 4 en 4 à partir de 40 et de 2 en 2 à partir de 20, avoir besoin d'aide pour choisir des vêtements adaptés à la saison ou à une occasion particulière. En revanche, elle se souvient encore des événements importants de sa vie ou de celle de leur famille et est encore autonome pour manger ou aller aux toilettes.

Stade 6 (« déficit cognitif sévère », stade modérément sévère ou intermédiaire de la maladie) : les troubles de la mémoire s'aggravent encore, des modifications de la personnalité peuvent apparaître. La personne a besoin d'une aide importante pour les activités quotidiennes. À ce stade, elle peut ne plus se souvenir d'événements récents personnels, voire de son nom, être encore capable de distinguer les visages familiers et inconnus mais ne pas se souvenir du nom de son conjoint ou du personnel soignant, avoir besoin d'aide pour s'habiller (par exemple, elle peut mettre son pyjama par-dessus ses vêtements ou inverser ses chaussures), avoir des troubles majeurs du rythme de sommeil (dormir le jour et être active la nuit), avoir besoin d'aide pour certains gestes liés à la toilette (tirer la chasse d'eau, s'essuyer ou jeter le papier usagé), souffrir de plus en plus souvent d'incontinence urinaire ou fécale, subir des modifications majeures de la personnalité ou du comportement (défiance, hallucinations ou troubles obsessionnels compulsifs, comme se tordre en permanence les doigts ou déchirer du papier), avoir tendance à errer ou à se perdre.

Stade 7 (« déficit [ou trouble] cognitif très sévère ou majeur », selon le DSM-5[1], ou démence, stade sévère ou avancé de la maladie d'Alzheimer) : à cette phase terminale de la maladie, la personne n'est plus capable d'interagir avec son entourage, d'avoir une conversation ou de contrôler ses gestes, bien qu'elle puisse encore prononcer des mots ou des phrases. Elle requiert une aide importante pour les activités quotidiennes telles que manger ou aller aux toilettes. Elle peut ne plus être capable de sourire, de se tenir assise ou de lever la tête. Ses réflexes deviennent anormaux. Ses muscles se raidissent. Elle commence à avoir des troubles de la déglutition.

Certains symptômes surviennent fréquemment aux stades 5 à 7 de la maladie : la *déambulation* est fréquente, accentuée par l'angoisse. Elle atteint un tiers des malades qui vivent à domicile, deux tiers de ceux qui sont en institution. On distingue la déambulation, sans but précis, et l'*errance*, où le malade

1. American Psychiatric Association, *DSM-5. Diagnostics différentiels* (2013), trad. A. Crocq, R.M. Moraru, Issy-les-Moulineaux, Elsevier Masson, 2016.

marche pendant des heures pour retrouver des souvenirs (ancien domicile, vieux amis…) sans, parfois, bien savoir ce qu'il cherche. Déambulation et errance alarment les aidants, qui redoutent un accident, une mauvaise rencontre. L'errance accentue la désorientation, la personne oubliant le but de sa démarche et le trajet de retour vers son domicile.

Des *épisodes aigus*, périodes de confusion (la personne, envahie par une sensation d'étrangeté, de perplexité anxieuse, est désorientée, souvent agitée), de dépression (elle est triste, fatiguée, perd sa concentration, son estime personnelle, son goût pour la vie…) plus ou moins sévères, émaillent, à tous les stades, la lente progression de la maladie. Plusieurs échelles permettant de mesurer la sévérité de l'état dépressif au cours de la démence ont été proposées. Dans l'échelle de Cornell, 19 points sont cotés, tels les degrés d'anxiété, de tristesse, de manque de réactivité aux événements agréables, de complaintes, de qualité du sommeil, la perte de poids, les tentatives de suicide.

VI. – Les formes atypiques (ou variantes) de la maladie

Les premiers symptômes ou signes (« la présentation ») de la maladie d'Alzheimer et de son évolution ne sont pas toujours ceux qui viennent d'être décrits. La maladie peut, pendant des mois ou des années, s'exprimer non par des troubles de la mémoire, mais par d'autres symptômes pouvant orienter à tort le diagnostic vers d'autres maladies. Ces formes atypiques ont été prises en compte en 2011 dans les critères diagnostiques de la maladie de Guy McKhann et ses collaborateurs. Des troubles du langage, de la vision, du raisonnement, du jugement et de la résolution des problèmes peuvent être inauguraux, alors même qu'il n'y a pas de trouble de la mémoire. Ces variantes de la maladie d'Alzheimer correspondent à des localisations particulières des lésions du cerveau visibles en imagerie. Elles ne prédominent pas dans les régions impliquées dans la mémoire, mais dans celles du langage, du comportement, de la vision… Les biomarqueurs du LCS sont alors très précieux, surtout lorsque la maladie débute précocement, avant 65 ans. La meilleure caractérisation de ces variantes doit permettre, à l'avenir, un traitement mieux adapté à chacune d'entre elles.

1. **Les « variantes aphasiques ».** – Elles sont caractérisées par des troubles du langage initiaux, dont les manifestations peuvent être différentes : troubles de la production du langage, manque du mot… Il n'y a pas, ou peu, de troubles de l'articulation, mais la parole est réduite. La personne emploie des circonlocutions (périphrases remplaçant un mot manquant : « là où on mange » pour dire « table », ou bien : « le bidule pour ouvrir la porte » pour dire « clé »…), ou utilise un mot pour un autre (« porte » pour dire « clé »…). Le débit de la parole peut être normal, voire exagéré, et la compréhension des mots, comme la mémoire, sont longtemps préservées. La personne est souvent consciente de ses difficultés. L'atrophie corticale prédomine dans les régions pariéto-temporales, épargnant relativement les régions temporales médianes. Dans l'« aphasie logopénique » décrite et rattachée à la maladie d'Alzheimer par Maria Luisa Gorno-Tempini et

ses collaborateurs en 2004, le discours spontané est lent et hésitant : « Bon… jour mon… sieur, je suis venu avec… ma femme pour venir… à… à l'hôpital vous… vous con… sulter. » La personne garde la possibilité de produire des phrases de longueur normale, sans trouble grammatical. Il existe, en revanche, un manque du mot, des troubles de la répétition, de la compréhension et de la syntaxe, contrastant avec des performances normales aux épreuves de compréhension de mots isolés ou d'appariement de mots en fonction de leur relation fonctionnelle (par exemple : « chat » et « souris »). Cette variante est due à une atteinte prédominante des régions supérieures et externes, et moindre des régions médianes, du lobe temporal. Chez d'autres personnes, le premier symptôme est un ralentissement de la parole. La fluence verbale (le nombre de mots émis par minute en parlant spontanément ou en décrivant une scène imagée, d'environ 90 chez une personne normale) est touchée en premier : la personne s'exprime laborieusement, car elle a des difficultés à gérer les sons des mots (phonèmes) et à former des phrases grammaticalement correctes ; les mots sont désorganisés dans la phrase, les verbes non conjugués… Dans certains cas, elle articule difficilement. La compréhension est globalement préservée, sauf pour ce qui concerne les longues phrases. Le débit de la parole est ralenti par des pauses pendant lesquelles la personne cherche ses mots (« le mot sur le bout de la langue »). Cette variante est due à l'atteinte de la région postérieure et inférieure du lobe frontal (région de production du langage décrite par Paul Broca en 1861). Dans d'autres cas, le discours est aisé et grammaticalement intact, mais il existe une perte du répertoire de mots et de la compréhension de la signification des objets due à l'atteinte bilatérale des régions temporales antérieures et inféro-externes.

2. **Les variantes comportementales.** – Les variantes comportementales, où la mémoire est longtemps respectée, se révèlent par des troubles majeurs du comportement. Elles sont dues à une atteinte prédominante des lobes frontaux et temporaux. Elles peuvent être difficiles à distinguer d'autres maladies neurodégénératives qui leur ressemblent (démences fronto-temporales, dont la plus connue est la maladie de Pick), ou des conséquences d'autres lésions du lobe frontal (AVC, tumeur, traumatisme crânien...). La personne peut se désintéresser de tout, se repliant sur elle-même. Dans d'autres cas, elle est totalement désinhibée, oubliant les interdits sociaux : elle peut tenir des propos trop familiers, faire des propositions d'ordre sexuel déplacées, se dévêtir ou uriner en public, ne pas régler ses achats, être agressive, fuguer...

3. **La variante visuelle.** – La variante visuelle ou « atrophie corticale postérieure progressive » est caractérisée, comme son nom l'indique, par l'atteinte prédominante de la partie postérieure du cortex cérébral spécialisée dans le traitement de l'information visuelle. Alors que les troubles de la mémoire sont faibles, voire absents, des troubles visuo-spatiaux apparaissent. Cela peut être une mauvaise reconnaissance : la personne sait qu'un objet familier (lunettes, clés, porte-monnaie) est situé sur une table et pourtant, elle a beau regarder avec attention, elle ne le trouve pas. Ce peut être aussi une agnosie visuelle associative : la personne ne peut plus identifier l'objet familier qu'elle observe alors qu'elle le voit correctement et l'identifie sans difficulté

lorsqu'elle le touche ou qu'on le lui définit. Elle ne peut plus associer les informations visuelles à celles qu'elle a stockées en mémoire. Des troubles de la lecture (alexie) et de l'écriture (agraphie), du calcul (acalculie), une perte de l'orthographe, une désorientation dans l'espace peuvent survenir. D'autres troubles peuvent être observés : agnosie digitale (perte de la reconnaissance des doigts de la main), perte de la distinction droite-gauche, acalculie (impossibilité de reconnaître des chiffres et des symboles arithmétiques et d'effectuer des calculs simples), dysgraphie (difficulté à accomplir les gestes de l'écriture) et parfois apraxie constructive (incapacité à réaliser des formes en trois dimensions et à définir les relations spatiales entre les objets ou parties d'objets). Il est rare qu'un syndrome de Gertsmann complet, qui associe l'ensemble de ces derniers troubles, soit observé dans l'atrophie corticale postérieure de la maladie d'Alzheimer.

4. **La variante d'évolution rapide.** – Certains cas de maladie d'Alzheimer d'évolution très rapide (« maladie d'Alzheimer fulgurante ») sont associés à des formes variées de protéines Aß et tau cérébrales, ainsi surtout qu'à l'accumulation très rapide de protéine tau anormale dans le cerveau. Sa vitesse d'apparition peut être évaluée par l'imagerie TEP, ce qui en fait un marqueur pronostique très intéressant[1].

1. J. Lagarde *et alii*, « Could tau-PET imaging contribute to a better understanding of the different patterns of clinical progression in Alzheimer's disease ? A 2-year longitudinal study », *Alzheimer's Research & Therapy*, vol. 15, n° 1, mai 2023.

VII. – Vieillissement cérébral et maladie d'Alzheimer

La maladie d'Alzheimer est-elle une véritable maladie ou la simple conséquence du vieillissement ? Certains des troubles qui caractérisent la maladie d'Alzheimer (par exemple l'atteinte de la mémoire) sont observés de plus en plus fréquemment avec l'âge, sans pour autant faire porter le diagnostic de maladie d'Alzheimer, car ils ne retentissent pas notablement sur la vie des personnes affectées. De plus, lorsque l'on étudie le cerveau de personnes âgées décédées d'une autre maladie, il est fréquent d'y observer quelques lésions de la maladie d'Alzheimer (par exemple des dégénérescences neurofibrillaires) alors même que les fonctions cognitives étaient apparemment normales.

La maladie d'Alzheimer n'est-elle donc que l'aboutissement inéluctable du vieillissement cérébral ? La question a été discutée depuis longtemps et les réponses ont varié. L'hypothèse selon laquelle les lésions et leurs conséquences apparaissent de façon plus ou moins rapide chez chacun d'entre nous en fonction de facteurs de susceptibilité génétique, de l'éducation, des habitudes alimentaires, du comportement… est actuellement privilégiée. Mais ces lésions, souvent peu nombreuses chez les personnes âgées, n'ont alors pas de conséquences notables sur leurs capacités intellectuelles, leur comportement et leur mode de vie. Par définition, *une maladie est l'altération des fonctions physiques ou mentales d'une personne*. Passé un certain seuil de mort neuronale, très variable d'une personne à l'autre, les lésions du cerveau entraînent une altération des fonctions mentales et des troubles cognitifs et comportementaux qui font porter le diagnostic de maladie d'Alzheimer. Ces données peuvent être comparées, par exemple, à celles d'une autre maladie liée au vieillissement : l'arthrose, qui affecte les articulations. Toutes les personnes âgées sont touchées, mais certaines ont des douleurs lombaires si importantes que la marche devient impossible. Chez d'autres, l'arthrose n'entraîne que des gênes minimes, ou n'est dépistée qu'incidemment, à l'occasion d'une radiographie effectuée pour une autre raison. Une autre comparaison possible est celle de la dégénérescence maculaire liée à l'âge (DMLA) qui atteint la rétine. La personne devient progressivement aveugle. Il n'existe pas de traitement totalement curatif, mais certains permettent de ralentir, voire de stopper son évolution chez un pourcentage non négligeable de malades. L'arthrose comme la DMLA sont bien des maladies. Jeanne Calment, doyenne de l'humanité, n'était ni démente ni aveugle à l'âge de 122 ans. Alors, la réponse est : oui, la démence décrite par Alois Alzheimer, qu'elle débute précocement ou tardivement, est bien une maladie, dont le principal facteur de risque est le vieillissement. Nous serions sans doute tous atteints si nous atteignions 140 ans…

CHAPITRE III

Les moyens diagnostiques

I. – Les critères diagnostiques cliniques

Les plus utilisés sont ceux du DSM-5. Pour affirmer la démence, ils demandent (A) que soient associés des déficits portant sur l'une ou plusieurs des fonctions cognitives suivantes : apprentissage et mémoire, langage, capacité d'abstraction, de planification, d'initiation, d'organisation dans le temps, de contrôle et d'arrêt d'un comportement complexe, attention complexe, perception/action ou cognition sociale. (B) Ces déficits doivent être assez sévères pour perturber la vie quotidienne, imposer une aide pour certaines tâches, telles que régler une facture ou prendre des médicaments. (C) Ils ne doivent pas survenir uniquement au cours d'un état de confusion aiguë régressif. (D) Ils ne doivent pas survenir pendant une autre maladie psychiatrique (dépression sévère, schizophrénie...).

II. – Sévérité de la démence : les échelles

De multiples échelles permettant de coter la sévérité de la démence ont été utilisées. Par exemple, celle de Berg et collaborateurs (1984) effectue un classement en cinq stades : 0 = normal ; 0,5 = démence très légère ; 1 = démence légère ; 2 = démence modérée ; 3 = démence sévère. Elle utilise six critères d'évaluation : mémoire, orientation, jugement et résolution de problèmes, vie sociale, vie domestique, qui sont cotés 0 (absent), 0,5 (incertain), 1, 2 ou 3, selon qu'ils sont jugés peu, modérément ou sévèrement altérés. Un autre exemple est fourni par l'ADAS-Cog (*Alzheimer's disease assessment scale-cog*). Ce type d'échelle est souvent utilisé pour évaluer les malades dans les essais thérapeutiques.

III. – Les tests neuropsychologiques

Ils révèlent avant tout un trouble de la mémoire (« syndrome amnésique ») de type hippocampique, touchant notamment la mémoire *épisodique* (voir chap. II). Il existe actuellement plusieurs aides au diagnostic.

Le test de Folstein ou *mini mental state evaluation* (MMSE), le plus utilisé, est simple à faire passer et à interpréter. Il comporte trente questions de difficultés variées, chaque bonne réponse donnant droit à un point. Par exemple : en quelle année sommes-nous ? Dans quelle ville sommes-nous ? Pouvez-vous compter de 100 à 0 en retirant 7 à chaque étape ? Les capacités d'attention sont testées par la répétition d'une série de chiffres. Un score inférieur ou égal à 27 (chez une personne de bon niveau d'étude) ou 24 (lorsque ce niveau est moins élevé) est en faveur d'une démence (mais un état dépressif ou une confusion mentale peuvent modifier le score).

L'épreuve des cinq mots de Bruno Dubois est aussi souvent utilisée : après avoir demandé au patient de lire une liste de cinq mots, on les lui redemande régulièrement. Il est habituel de pratiquer deux autres tests : un test de langage (on demande à la personne de nommer des objets) et un test de praxie (capacité d'exécuter sur ordre des gestes orientés vers un but déterminé) où l'on demande à la personne de réaliser deux anneaux enlacés avec les pouces et les index des deux mains. En général, un malade échoue. Les résultats de ces tests doivent être interprétés en fonction de multiples facteurs susceptibles d'en modifier les résultats : l'âge, le niveau socioculturel et l'activité professionnelle, l'état affectif (ils peuvent être difficiles à interpréter en cas de dépression ou d'anxiété) et de vigilance (une confusion mentale peut aussi perturber leurs résultats).

IV. – L'imagerie cérébrale

L'imagerie morphologique ou « structurelle » (examen de la forme) du cerveau permet de détecter et de quantifier l'atrophie (diminution du volume) des différentes régions du cerveau et d'éliminer certains autres diagnostics. Trois techniques principales sont possibles : le scanner cérébral (tomodensitométrie), l'IRM (imagerie en résonance magnétique) classique et l'IRM par tenseur de diffusion, qui révèle plus précisément les voies de connexion du cerveau.

Ces techniques montrent l'atrophie du cerveau prédominant sur le cortex des lobes temporaux, plus marquée dans la région de l'hippocampe (qui peut perdre 30 à 40 % de son volume) et une atteinte de certaines connexions affectant notamment cette région. L'imagerie morphologique permet d'éliminer certains diagnostics (tumeurs ou accidents vasculaires cérébraux, hydrocéphalie à pression normale, par exemple). La répétition de ces examens permet d'apprécier la vitesse d'évolution de l'atrophie cérébrale.

En France, une imagerie cérébrale morphologique systématique est recommandée par la Haute Autorité de santé dans toute démence de découverte récente. La TEP (tomographie par émission de positons, ou *PET scan* en anglais) permet de quantifier la réduction du flux sanguin et la baisse du métabolisme des régions cérébrales affectées. La qualité de la prédiction du diagnostic que permettent ces examens est bonne, mais n'est pas parfaite. De multiples techniques (vues latérales en TEP du flux sanguin cérébral, analyse des couches corticales par scanner cérébral...) sont en évaluation. L'imagerie cérébrale peut aussi cibler spécifiquement les anomalies des protéines impliquées dans la maladie. L'accumulation d'Aß42 dans les diverses régions du cerveau est révélée par la TEP utilisant le traceur [11C] – PIB-amyloïde. Celle de la protéine tau anormalement phosphorylée par le [18F]T807, en évaluation, a déjà donné des résultats très intéressants, comme nous l'avons vu.

D'autres techniques d'imagerie cérébrale, par exemple la spectroscopie par proche infrarouge (souvent dénommée par ses initiales anglaises NIRS, pour *near infra-red spectroscopy*), plus faciles à pratiquer, seront bientôt utilisables pour reconnaître et suivre l'évolution de la maladie d'Alzheimer.

V. – Les examens biologiques

Pour éliminer d'autres diagnostics, il est habituel d'effectuer systématiquement le dosage de la glycémie et un électrocardiogramme lors du premier examen. Ils permettent de rechercher un diabète, une hypoglycémie ou des troubles cardiaques simulant la maladie ou lui étant associés et qui sont, de toute façon, traitables. Dès que possible, d'autres examens sont pratiqués en fonction du contexte clinique : ionogramme (dosage du sodium et des autres ions dans le sang), calcémie (dosage du calcium dans le sang), étude des fonctions du rein et du foie, numération-formule sanguine, vitesse de sédimentation (VS), dosages hormonaux, gazométrie, recherche de toxiques dans le sang et les urines, radiographie pulmonaire, hémocultures… On pratique parfois une ponction lombaire (après avoir exclu certaines maladies, comme les tumeurs cérébrales), par exemple pour éliminer une méningite. Cette ponction permet aussi de doser dans le LCS les peptides amyloïdes Aß42 (dont le taux diminue) et la protéine tau totale (T) ainsi que sa forme phosphorylée (T-P), qui augmente. Le rapport Aß42/Aß40 dans le LCS, le mieux corrélé au dépôt amyloïde au stade précoce de la maladie, est le marqueur le plus efficace pour distinguer la maladie d'Alzheimer des autres démences. D'autres marqueurs permettent d'évaluer la progression de la maladie, par exemple les dosages de la chaîne légère des neurofilaments, la protéine FAB 3 et l'interleukine-10. Un électroencéphalogramme (EEG) est parfois effectué, notamment lorsque l'on soupçonne une confusion mentale ou un état de mal épileptique sans convulsion qui peut simuler la maladie d'Alzheimer.

Plus que les données ponctuelles d'un seul examen, c'est souvent la confrontation des différents résultats et leur évolution lors d'analyses répétées qui ont la meilleure valeur diagnostique. Les taux des protéines Aß et tau hyperphosphorylée sont augmentés dans le sang, comme dans le cerveau et le LCS, au cours de la maladie d'Alzheimer. Le dosage de petites vésicules provenant du cerveau qui contiennent ces protéines (les « exosomes ») est plus précis. Ces résultats sont encore à vérifier. Des tests génétiques peuvent aussi être pratiqués (voir chap. III). De multiples autres dosages sont en cours d'évaluation : micro-ARNs régulant l'expression des gènes, cytokines pro- et anti-inflammatoires, leptine et adiponectine du sang et du LCS, élargissement des endosomes des monocytes sanguins et des fibrocytes cutanés reflétant l'accumulation cérébrale d'Aß…

VI. – Les pistes de recherche diagnostique

L'une des pistes est la mise en évidence des protéines anormales caractéristiques de la maladie dans le sang ou certains tissus facilement accessibles à un prélèvement par biopsie (peau, muqueuse buccale, glande sous-maxillaire…). Dans la maladie de Parkinson, la biopsie de la peau d'une personne malade permet d'ores et déjà de montrer la présence d'α-synucléine anormalement conformée, et donc d'affirmer sans conteste l'origine des troubles dans certains cas douteux. Des recherches sont en cours pour appliquer cette technique à la maladie d'Alzheimer. Les protéines du plasma sanguin peuvent potentiellement être utilisées pour mesurer l'âge biologique, ce qui permet de prédire les risques de maladies liées à l'âge, comme la maladie d'Alzheimer[1]. Il a été aussi montré que l'épaisseur de la rétine (mesurée en imagerie par tomographie en cohérence optique) diminue au cours de la maladie d'Alzheimer. Dans un autre ordre d'idée, afin de profiter de la résolution temporelle très importante de l'EEG (étude de l'activité électrique du cerveau milliseconde par milliseconde) et de la très bonne résolution spatiale de l'IRM fonctionnelle (de l'ordre du millimètre), une méthode visant à coupler ces deux techniques est actuellement développée.

Enfin, l'utilisation d'algorithmes aidant au diagnostic ne paraît plus un mythe : pour la première fois en avril 2016, la Food & Drug Administration (FDA) américaine a autorisé un dispositif d'intelligence artificielle à poser un diagnostic médical dans la rétinopathie diabétique (maladie de la rétine due au diabète). Le diagnostic de la maladie d'Alzheimer pourra-t-il bientôt être effectué de manière semblable ? Les premiers résultats sont prometteurs[2].

1. M.A. Argentieri *et alii*, « Proteomic aging clock predicts mortality and risk of common age-related diseases in diverse populations », *Nature Medicine*, août 2024, p. 2450-2460.
2. Alzheimer's Disease Neuroimaging Initiative, L.Y. Lee *et alii*, « Robust and interpretable AI-guided marker for early dementia prediction in real-world clinical settings », *EClinical Medicine*, juillet 2024.

VII. – Les problèmes éthiques

Les principaux tiennent à l'absence de traitement préventif ou curatif efficace aujourd'hui disponible : faut-il multiplier les analyses pour affirmer un diagnostic qui ne peut qu'angoisser la personne étudiée et sa famille, tout en aggravant le déficit de l'assurance maladie ? Fallait-il dérembourser des médicaments qui ne guérissent pas la personne malade (mais l'améliorent transitoirement et donnent de l'espoir) ? Faut-il, puisqu'ils ne sont plus remboursés, prescrire des placebos pour éviter d'aggraver son angoisse et de décourager ses proches (notamment ses aidants, dont nous verrons la lourde tâche) ? Les difficultés de l'annonce du diagnostic et les précautions à prendre à ce moment seront traitées plus loin. D'autres questions relatives à la vie quotidienne seront aussi abordées : quelle liberté laisser à la personne malade ? Comment choisir entre ses volontés et les risques qu'elle court ou fait courir aux autres ? Quand faut-il prescrire un repos aux aidants « naturels » (sa famille) ? Quand doit-on envisager une hospitalisation de longue durée ?

CHAPITRE IV

Le diagnostic et le pronostic

I. – Un diagnostic seulement probable

Le plus souvent, le diagnostic se fonde en partie sur des critères d'exclusion (ce n'est ni une dépression ni un accident vasculaire cérébral… donc c'est probablement une maladie d'Alzheimer), et nécessite le croisement de plusieurs informations d'ordres clinique, neuropsychologique, d'imagerie, de biologie… Des critères diagnostiques en vue d'effectuer des recherches, notamment ceux que décrit Bruno Dubois, permettent d'identifier plus précisément les personnes malades et celles qui, ne l'étant pas, peuvent servir de « contrôles » lors des essais thérapeutiques. Le critère majeur reste neuropsychologique : la présence d'un trouble de la mémoire épisodique. S'y ajoutent des critères morphologiques : la détection de l'atrophie de l'hippocampe en imagerie ; des critères biologiques : la présence de biomarqueurs de la maladie d'Alzheimer (protéine tau anormale et peptide Aß) dans le LCS ou en imagerie ; et des critères fonctionnels : la diminution de l'activité cérébrale dans les régions temporales, par imagerie fonctionnelle (TEP).

II. – Une personne malade, un pronostic ?

Porter un pronostic chez une personne donnée est très difficile. Lorsqu'elle est déclarée, la maladie peut durer de 2 à 20 ans. L'espérance de vie après le diagnostic est d'autant plus faible qu'il s'agit d'un homme (une étude aux États-Unis a montré que la durée moyenne de survie était de 4,2 ans chez les hommes et de 5,7 ans chez les femmes) et qu'il est plus âgé. La rapidité de l'évolution chez un malade donné n'est en général pas prévisible. Cependant, certaines formes d'évolution rapide sont caractérisées par l'augmentation importante de la protéine 14-3-3 dans le LCS (qui témoigne d'une mort cellulaire importante) alors même qu'il n'y a pas d'homozygotie du codon ε4 de l'ApoE. La probabilité d'être atteint par une démence d'Alzheimer (stade 7) en fonction du stade évolutif atteint a été récemment estimée par une équipe de statisticiens américains[1]. Elle varie en fonction de l'âge, du sexe, des signes cliniques et des marqueurs biologiques. À titre d'exemple, au stade 1 (préclinique de la maladie) ce risque est de 8,4 % pour une femme chez qui il existe des dépôts de protéine Aß si elle est âgée de 90 ans, alors qu'il est de 29,3 % si elle a 65 ans. La majorité des personnes au stade 1 ne développeront jamais la maladie. En revanche, les personnes de moins de 85 ans au stade 3 (trouble cognitif léger), chez lesquelles il existe des dépôts de protéine Aß,

1. R. Brookmeyer, N. Abdalla, « Estimation of lifetime risks of Alzheimer's disease dementia using biomarkers for preclinical disease », *Alzheimers Dement*, Chicago, Alzheimer's Association, 7 mai 2018.

ont un risque supérieur à 50 % d'atteindre le stade de démence. La réponse doit donc être, ici encore, nuancée : lorsque la personne atteint un stade clinique avancé de la maladie (stades 6 ou 7 de Reisberg) et que les marqueurs de mort neuronale sont élevés, le pronostic n'est pas bon. Dans les autres cas, il reste difficile à préciser.

III. – Comment meurt-on de la maladie d'Alzheimer ?

Les médecins ne s'accordent pas toujours pour penser que la maladie d'Alzheimer est la cause du décès du malade. Pour certains (en général des médecins cliniciens), ce sont les complications de la maladie qui sont le plus souvent en cause. Une chute, un accident survenant chez une personne malade seront le plus souvent considérés comme la cause immédiate de la mort sur le certificat de décès, alors que le diagnostic de maladie d'Alzheimer (de toute façon sous-évalué cliniquement) ne le sera pas. Il en est de même lorsqu'il s'agit d'une broncho-pneumonie, alors même qu'une personne non atteinte par la maladie d'Alzheimer, plus résistante, ne serait pas morte de cette infection pulmonaire. Pour d'autres spécialistes (épidémiologistes, notamment), au contraire, c'est bien la maladie d'Alzheimer qui est responsable de ces décès.

CHAPITRE V

Le diagnostic différentiel

I. – Ce qui n'est pas une démence

La confusion mentale est caractérisée par une désorganisation de tous les processus psychiques. Ce trouble neuropsychologique aigu traduit un dysfonctionnement mental global : troubles de l'attention, désorientation dans le temps et l'espace, perturbation de la mémoire et du raisonnement. Il ne s'accompagne pas de déficit marqué des fonctions cérébrales comme la motricité, la sensibilité, l'audition ou la vision. Les causes en sont très variées, le plus souvent réversibles (surcharge de médicaments, ingestion d'alcool ou de drogues, troubles métaboliques…). Cependant, une confusion mentale peut révéler une hémorragie méningée ou une tumeur intracrânienne, être liée à une crise d'épilepsie, survenir au cours d'une maladie psychiatrique (bouffée délirante…) ou bien faire partie, surtout chez les personnes âgées, d'une réaction à une agression ou à un événement stressant. Enfin, nous l'avons vu, des épisodes confusionnels émaillent souvent l'évolution d'une démence de type Alzheimer et peuvent la révéler.

D'autres troubles psychiatriques, en premier lieu une dépression, doivent toujours être éliminés, ce qui se révèle parfois difficile, car d'authentiques états dépressifs surviennent souvent au cours de l'évolution de la maladie d'Alzheimer. Des bouffées psychotiques hallucinatoires peuvent aussi apparaître. Le syndrome d'apnées-hypopnées du sommeil (SAHS) est dû à l'arrêt du flux respiratoire (apnée) ou à sa diminution (hypopnée) pendant le sommeil. Il peut être provoqué soit par une obstruction des voies aériennes supérieures, notamment chez des ronfleurs, souvent obèses, surtout âgés de 50 à 70 ans, soit par un trouble neurologique du contrôle de la respiration. Il provoque une somnolence dans la journée, une irritabilité, parfois un état dépressif, et peut être pris pour une démence. Nous avons vu que les troubles du sommeil étaient fréquents au cours d'authentiques maladies d'Alzheimer. L'hydrocéphalie à pression normale, due à l'excès de LCS dans les ventricules du cerveau, se révèle par une démence associée à des troubles de la marche et de l'équilibre et à une incontinence urinaire. Une dérivation entre les cavités ventriculaires et le péritoine, pratiquée en neurochirurgie, est indiquée. La sclérose en plaques est caractérisée par des signes neurologiques très variés évoluant par poussées, dus à des foyers de démyélinisation de la substance blanche du cerveau. Il existe cependant des formes chroniques progressives qui peuvent être trompeuses.

Le « vieillissement normal » peut affecter lui aussi la mémoire (surtout les possibilités d'apprentissage, la mémoire sémantique – le savoir – étant préservée), le langage (souvent par un manque du mot, la compréhension et le débit étant respectés), les fonctions intellectuelles (déclin de l'attention soutenue et des nouvelles stratégies, l'attention simple et la résolution de problèmes courants étant préservées). Il est hétérogène, à des âges et des vitesses variés, selon, notamment, le niveau d'activité intellectuelle et la sociabilité. Quelle est, en réalité, la normalité dans ce domaine ? Est-elle sociale, statistique, doit-on la définir à l'échelle de la population (analyse transversale) ou plutôt de la personne (analyse longitudinale) ?

II. – Les autres démences

S'agissant des autres démences neurodégénératives, certaines sont dues à la malconformation d'une protéine, telle l'α-synucléine (démence à corps de Lewy, dont les lésions comportent à la fois des plaques séniles et des corps de Lewy identiques à ceux qui caractérisent la maladie de Parkinson). D'autres sont dues à d'autres formes de la protéine tau que celles qui sont impliquées dans la maladie d'Alzheimer (maladie de Pick, paralysie supranucléaire progressive…). D'autres maladies encore sont dues à des protéines TDP43 et FUS (démences fronto-temporales) ou bien à la répétition de triplets de nucléotides CAG (maladie de Huntington). Chacune de ces démences dégénératives a son propre spectre de symptômes et de signes cliniques.

La sclérose hippocampique est une lésion observée à l'examen neuropathologique *post mortem* qui peut déjà être repérée par l'imagerie cérébrale chez des personnes démentes. Il s'agit d'une perte des neurones des hippocampes associée à une gliose astrocytaire marquée. Elle est observée chez des personnes âgées qui peuvent soit être atteintes d'une maladie d'Alzheimer ou d'une autre démence neurodégénérative (démence fronto-temporale, maladie à corps de Lewy), soit être indemnes de toute lésion de ce type. Elle peut être due à une épilepsie (liée à une anoxie, à des troubles du développement chez l'enfant…) ou à une anoxie-ischémie d'origine vasculaire chez l'adulte… Lorsqu'elle ne peut être reliée à aucune autre maladie connue, la démence associée à une sclérose hippocampique est classée, faute de mieux, dans le cadre des « démences dépourvues de signes neuropathologiques distinctifs ».

Les démences vasculaires dues à des AVC, qu'il s'agisse d'infarctus ou d'hémorragies, doivent être systématiquement évoquées, surtout lorsque le début de la maladie a été brutal ou rapidement progressif. Elles n'ont habituellement pas le caractère insidieux de la maladie d'Alzheimer, peuvent être régressives et imposent des mesures préventives spécifiques. Ces affections peuvent être associées à la maladie d'Alzheimer (« démences mixtes » combinant des mécanismes dégénératifs et vasculaires). La leucoaraïose est une diminution de la densité de la substance blanche du cerveau, visible en imagerie, induite notamment par des lésions des petites artères : l'artériolosclérose. Bénigne dans la grande majorité des cas, elle peut s'accompagner de perte de la mémoire et de troubles du raisonnement dans ses formes les plus sévères.

Les démences traumatiques (consécutives à des traumatismes crâniens importants ou répétés chez les boxeurs, les joueurs de rugby…) et toxiques (monoxyde de carbone, manganèse) ou médicamenteuses (inhibiteurs de la pompe à protons…) doivent être systématiquement évoquées.

III. – Il faut surtout éliminer les démences ou pseudo-démences curables

L'hypothyroïdie, certaines avitaminoses (B1, B3 ou PP, B6, B12), d'autres encéphalopathies (par hypoglycémie, intoxication médicamenteuse...) doivent toujours être évoquées en premier et éliminées par l'interrogatoire et les examens biologiques.

Le syndrome de Korsakoff, très généralement secondaire à une avitaminose B1, se caractérise par une atteinte prédominante de la mémoire épisodique se traduisant par des oublis à mesure et par des fausses reconnaissances associées à des affabulations. Il est dû le plus souvent à une *intoxication alcoolique* importante et prolongée, plus rarement à des malnutritions sévères, des vomissements importants chez une femme enceinte. Il est habituellement précédé par des épisodes répétés d'encéphalopathie (« de Gayet-Wernicke »), caractérisée par une grande confusion mentale. Ce syndrome est lié à une atteinte bilatérale du circuit de Papez. Il est exceptionnellement secondaire à une lésion accessible à une intervention neurochirurgicale (kyste du septum lucidum, par exemple). Le diagnostic repose sur l'IRM et le dosage de la vitamine B1 dans le sang. De nombreuses autres encéphalopathies (hépatique, pellagreuse...) sont habituellement dues à l'intoxication alcoolique, dont l'arrêt, associé à des traitements spécifiques, s'impose.

L'hématome sous-dural chronique est une collection de sang accumulée dans les méninges, qui comprime le cerveau. Il est dû à un ou plusieurs traumatismes crâniens, parfois mineurs chez les personnes âgées, notamment sous traitement anticoagulant. Son diagnostic repose sur le scanner ou l'IRM. Il est évacué par une intervention neurochirurgicale.

Les démences infectieuses dues à des atteintes du cerveau par des bactéries, des virus, des parasites ou des prions sont plus rares. Leur évolution est généralement plus rapide que celle de la maladie d'Alzheimer. La plus anciennement connue, la paralysie générale d'origine syphilitique, a aujourd'hui pratiquement disparu dans les pays développés. La démence du SIDA y est devenue plus rare. Dans le contexte d'une immunodépression, la leucoencéphalopathie multifocale progressive est évoquée à l'IRM et affirmée par la réaction en chaîne par polymérase (PCR) du LCS. Dans la maladie de Whipple, des troubles cognitifs peuvent aussi être observés, le diagnostic reposant, ici encore, sur la PCR du LCS. L'encéphalite de la maladie de Lyme peut être évoquée, notamment si les antécédents de la personne comportent une morsure de tique suivie de l'érythème migrant caractéristique autour du point de morsure et que les anticorps spécifiques des infections à Borrelias ont été trouvés. Ce diagnostic est cependant trop souvent porté à tort. Celui de maladie de Creutzfeldt-Jakob doit toujours être suspecté, surtout lorsque l'évolution de la maladie est rapide. Il est aujourd'hui facilement éliminé par l'examen du LCS où est effectuée la détection de la protéine 14-3-3 (dont la présence signe une mort cellulaire importante) et une nouvelle technique, la PCR RT-QuIC (qui permet d'affirmer définitivement le diagnostic). Il impose des précautions particulières, car les prions, agents infectieux responsables, sont très résistants aux procédés usuels de décontamination.

Enfin, l'« oubli bénin de la personne âgée », ou « plainte mnésique à bilan normal » est, comme son nom l'indique, *a priori* non évolutif. Souvent le fait de craintes infondées de la maladie d'Alzheimer, fréquentes dans la population française, il peut être favorisé par un léger état dépressif ou anxieux, ou encore par la prise de médicaments. Il est facilement identifié par les tests neuropsychologiques.

IV. – Les démences mixtes

Les maladies d'Alzheimer associées à une démence vasculaire ou, plus rarement, à une autre maladie dégénérative sont très nombreuses. Leur fréquence élevée a été reconnue récemment grâce à l'amélioration des techniques diagnostiques, notamment d'imagerie cérébrale.

V. – Les maladies dites « apparentées »

Cette catégorie assez floue rassemble des maladies de mécanismes voisins ou qui sont fréquemment associées à la maladie d'Alzheimer, ou encore qui peuvent être confondues avec elle : maladie d'Alzheimer dans le cadre d'une trisomie 21 (mongolisme ou syndrome de Down), démences vasculaires et mixtes, démence de certaines maladies de Parkinson et démence à corps de Lewy, démence lobaire fronto-temporale, maladie de Huntington…

VI. – Le diagnostic de la maladie est-il toujours exact ?

Plusieurs études récentes ayant comporté une évaluation avant la mort du malade, puis une vérification du diagnostic par autopsie, l'ont confirmé : dans plus d'un cas sur 10, des personnes diagnostiquées « maladie d'Alzheimer » souffraient d'une autre forme de démence et, à l'inverse, près d'un cas sur trois n'avait pas été diagnostiqué alors que la personne était atteinte de la maladie. Sans que l'on puisse l'expliquer, les erreurs de diagnostic sont plus fréquentes chez les hommes que chez les femmes.

VII. – Le diagnostic de la maladie est-il toujours porté ?

La réponse est encore non. Seuls 400 000 Français seraient touchés par la maladie d'Alzheimer si l'on en croit les déclarations effectuées pour le classement en affection longue durée (ALD), alors que, d'après les enquêtes épidémiologiques, 630 000 à 1,2 million en sont atteints. Les données fournies par les certificats de décès sont peu utiles, car elles dépendent du diagnostic porté chez le malade de son vivant puisque les autopsies médico-scientifiques sont devenues exceptionnelles.

CHAPITRE VI

Les formes précoces

La maladie d'Alzheimer se manifeste habituellement après 65 ans. Certaines personnes (5 % environ) sont pourtant atteintes plus tôt, entre 40 et 60 ans, parfois même avant cet âge. On parle alors de formes précoces. Moins connu des médecins, leur diagnostic est souvent retardé (cinq ans en moyenne après les premières manifestations, contre trois ans dans les formes habituelles de la maladie). Les autres affections à éliminer (autres maladies dégénératives et aussi métaboliques, infectieuses, génétiques...), pouvant parfois bénéficier d'un traitement spécifique, sont plus nombreuses que dans les formes tardives. Les formes précoces sont plus souvent héréditaires (sans dépasser 1 % des cas), dues à une anomalie génétique à transmission autosomique dominante. Autosomique, car les gènes en cause ne sont pas situés sur les chromosomes sexuels (X ou Y). La maladie atteint donc les deux sexes. Dominante, car il suffit qu'un seul exemplaire du gène soit muté pour que la maladie se développe.

Rappelons que chaque gène est présent en deux copies, l'une provenant de la mère, l'autre du père. Si une personne est porteuse de la mutation, elle développera toujours la maladie d'Alzheimer. Le risque de transmettre sa maladie à chaque conception sera de 50 %. Ces formes concernent, en France, environ

8 000 personnes. Le gène PSEN1 est le plus souvent en cause (69 % des cas). Situé sur le chromosome 14, il est nécessaire à la production d'une protéine, la préséniline 1, qui intervient dans le métabolisme de l'Aß (détaillé au chap. VII). L'âge de début de la maladie dépend de la mutation (plus de 180 ont été répertoriées), mais plus de 50 % des personnes porteuses d'une mutation du gène PSEN1 développent la maladie avant 40 ans. Cet âge peut aussi dépendre d'autres facteurs génétiques. Un variant spécifique du gène CCL11 du chromosome 17 peut, par exemple, retarder de dix ans le début de la maladie.

Le gène PSEN2 est bien plus rarement en cause (2 % des cas). Situé sur le chromosome 1, il est nécessaire à la synthèse de la préséniline 2. Une dizaine de mutations y ont été observées. La maladie se déclare entre 47 et 69 ans. Le gène APP, situé sur le chromosome 21, est trouvé dans 13 % des cas. Il est essentiel à la production de la protéine précurseur de l'Aß. Une vingtaine de mutations sont connues. Les personnes porteuses peuvent être atteintes entre 37 et 64 ans. Des augmentations du nombre de copies du gène peuvent aussi être en cause (dans 7 % des cas). La maladie apparaît alors un peu plus tard, entre 41 et 65 ans.

Les formes précoces de la maladie débutent souvent de façon atypique, surtout si elles sont d'origine génétique : dans un cas sur trois, les troubles de la mémoire ne sont pas inauguraux, d'autres symptômes étant au premier plan (troubles du langage, de l'organisation, de l'habileté motrice, de la reconnaissance des visages…). Il peut même exister des symptômes inhabituels (troubles de la marche faisant penser à une sclérose latérale amyotrophique, de la coordination des mouvements et de l'équilibre comme dans les maladies du cervelet, rigidité et tremblements évoquant une maladie de Parkinson, hémorragies cérébrales…).

CHAPITRE VII

Les lésions (anomalies) du système nerveux et le mécanisme de la maladie

I. – L'examen du cerveau à l'œil nu

Effectué du vivant du malade grâce à l'imagerie cérébrale (scanner X ou IRM) ou après sa mort (examen neuropathologique), il montre l'atrophie (réduction du volume) sélective de certaines régions du cerveau. Les premières atteintes sont situées dans le cortex cérébral, qui comporte un grand nombre de réseaux de neurones disposés en couches parallèles et en colonnes perpendiculaires à sa surface. Ce sont d'abord le système limbique (cortex entorhinal puis hippocampe, situés à la partie médiane du lobe temporal) et les régions adjacentes, responsables de la mémoire et des émotions, qui sont lésés. Ce n'est qu'ultérieurement (après des années) que seront atteintes peu à peu certaines aires associatives (régions du cerveau qui relient les aires primaires responsables du langage, de la vision, de la motricité…). Plus tardivement encore, des années, voire des dizaines d'années après l'apparition des premières lésions, certaines aires primaires (notamment celles du langage et de la vision) sont affectées. Certains noyaux gris (groupes de neurones situés plus profondément dans le cerveau), comme l'amygdale temporale (qui décode les émotions et le danger) et le noyau basal de Meynert (impliqué dans l'éveil et la vigilance), sont aussi atrophiques au cours de la maladie d'Alzheimer. Cette lente extension des lésions explique l'aggravation progressive de la maladie.

II. – L'examen du cerveau au microscope

Il montre deux types de lésions : le dépôt anormal de peptide Aß entre les cellules du cerveau (les neurones et les cellules gliales qui les entourent) et de la protéine tau anormalement phosphorylée dans les neurones, dont l'association est spécifique de la maladie d'Alzheimer. D'autres lésions (mort neuronale, dégénérescence granulo-vacuolaire, lésions des cellules gliales et atteinte de la substance blanche) sont la conséquence de ces dépôts de protéines anormales[1].

1. **Les lésions spécifiques (peptide Aß et protéine tau anormalement phosphorylée).** – Le peptide Aß dérive d'une protéine normale de la membrane des neurones, l'APP (protéine précurseur de l'amyloïde). Elle est en permanence coupée par des enzymes selon deux modalités : l'une (non amyloïdogène) conduit à la production d'un peptide jouant un rôle important dans la plasticité des neurones ; l'autre (amyloïdogène, plus fréquente au cours du vieillissement) donne

1. Pour plus de détails, voir C. Duyckaerts, « Pathology of degenerative diseases of the nervous system », in *Escourolle & Poirier's Manual of Basic Neuropathology*, Oxford University Press, 2019.

naissance à l'Aß amyloïde qui s'accumule entre les cellules. Le caractère amyloïde d'une protéine, qui la rend toxique, est dû à sa forme spéciale (agrégats de feuillets « ß-plissés », dont la conformation évoque une tôle ondulée). Les sites de formation (neurones ? astrocytes ?...) et de métabolisme (astrocytes ? cellules microgliales ?) de l'Aß sont encore mal connus. Elle forme des dépôts situés entre les cellules du cerveau (« extra-cellulaires ») constitués d'agrégats sphériques de polymères amyloïdes de la protéine, entourés de dépôts diffus d'oligomères non amyloïdes et de dendrites en dégénérescence. Ils sont appelés « plaques séniles ». Ils surviennent d'abord dans l'ensemble des régions du néocortex cérébral (aires primaires et associatives), puis dans l'hippocampe, les noyaux gris centraux, le tronc cérébral et le cervelet. D'autres dépôts de cette protéine dans la paroi de petits vaisseaux du cerveau sont appelés « angiopathie amyloïde ». Leur répartition suit celle des plaques séniles.

La protéine tau est, elle aussi, l'un des constituants normaux des cellules nerveuses. Elle sert à assembler et à stabiliser les microtubules (squelette et rails internes de la cellule, lui permettant de transporter de nombreuses molécules). Elle est anormalement phosphorylée (addition anormale de groupes phosphates) lors de nombreuses affections, dont la maladie d'Alzheimer. La protéine tau anormalement phosphorylée s'accumule dans les neurones d'abord de façon diffuse, puis sous forme de fibrilles (paires de filaments organisés en hélice). Ces lésions ont été dénommées « dégénérescences neurofibrillaires » lorsqu'elles siègent dans le corps cellulaire des neurones (la région du neurone qui entoure son noyau),

« fibres tortueuses » lorsqu'elles affectent les axones et « couronne des plaques séniles » lorsqu'elles sont situées dans les multiples prolongements (essentiellement des axones et de plus rares prolongements d'astrocytes et de cellules microgliales) entourant les agrégats de protéine Aß des plaques séniles. La protéine tau anormalement phosphorylée est observée très tôt, chez l'enfant ou l'adolescent, notamment dans un noyau du tronc cérébral, le *locus coeruleus*, où se groupent des neurones dont les prolongements se projettent notamment vers certaines régions du cerveau (« système limbique », cerveau de la mémoire et de l'émotion, comportant l'hippocampe et l'amygdale). Chez l'adulte, elle atteint la région trans-entorhinale (dans la partie interne du lobe temporal), puis le cortex entorhinal (région de communication entre l'hippocampe et le cortex cérébral), d'où elle diffuse vers l'hippocampe, d'autres régions du système limbique et enfin le néocortex cérébral. Elle touche très tardivement les aires motrices, du langage…

2. **Les lésions non spécifiques.** – La majorité des chercheurs pense qu'elles sont la conséquence de celles du premier groupe. C'est d'abord la mort des neurones, qui n'est facile à détecter que dans les régions les plus affectées, notamment le cortex de l'hippocampe et des autres régions du lobe temporal. Dans le cortex cérébral, elle se traduit par la disparition de colonnes de neurones perpendiculaires à sa surface. Elle affecte ainsi plus rapidement la surface du cortex, qui diminue, alors que son épaisseur reste longtemps inchangée. Elle touche sévèrement certains circuits neuronaux dont l'acétylcholine est le neurotransmetteur (dans le

cortex cérébral et aussi certains noyaux gris centraux comme le noyau basal de Meynert).

Lente et diffuse, nous l'avons vu, la mort des neurones est compensée par les neurones adjacents, le nombre total de synapses ne diminuant que très progressivement. La dégénérescence granulo-vacuolaire est une réponse des neurones à tous les « stress » (agressions) leur permettant de poursuivre leur fonction. Si le stress est trop important, le neurone meurt. Les granules péri-somatiques sont des anomalies des synapses de dendrites (contenant des récepteurs du glutamate) entourant le corps cellulaire de neurones.

Des lésions non spécifiques des cellules gliales sont aussi observées : les cellules microgliales augmentent de taille en épurant le cerveau des débris ou des substances anormales qui s'y accumulent. Si un neurone meurt, elles en absorbent les débris (ce sont les « vautours du cerveau »). Elles sont l'un des principaux acteurs de toute inflammation du cerveau, quelle qu'en soit la cause. Dans la maladie d'Alzheimer, leur activité est plus liée au métabolisme de la protéine tau qu'à celui de l'Aß.

Les astrocytes augmentent aussi de taille. Charpente du système nerveux central, ils assurent sa nutrition et, en conjonction avec les vaisseaux, gèrent les échanges entre le sang et le cerveau (barrière sang-cerveau). Ils éliminent les substances toxiques qui ne l'ont pas été par les cellules microgliales et grossissent, comblant ainsi en partie l'espace laissé par les neurones disparus.

D'autres cellules provenant du sang peuvent aussi être impliquées. Ce processus inflammatoire peu spécifique qui conduit à la cicatrisation du tissu nerveux, d'abord protecteur, peut devenir toxique pour les neurones parce qu'il s'accompagne de la diffusion de molécules nocives entre les cellules du cerveau. Ces molécules peuvent atteindre le LCS, où il est possible de les doser après ponction lombaire. Les atteintes de la substance blanche, détectées plus tardivement par l'imagerie médicale, témoignent de la dégénérescence des axones myélinisés des neurones atteints par la maladie.

III. – La progression de la maladie

Le peptide amyloïde (Aß) et la protéine tau anormalement phosphorylée, mal conformés et toxiques, se propagent d'une protéine à ses voisines, puis d'un neurone à ses proches, notamment par les contacts synaptiques qui les relient. Des réseaux de neurones sont ainsi peu à peu atteints. Avant même que cette propagation ait été décrite, les neuropathologistes Heiko et Eva Braak avaient décrit six stades de progression de la protéine tau anormale du tronc cérébral vers l'hippocampe, puis le néocortex cérébral. Dietmar Thal, de la même école, avait observé cinq stades de progression du peptide Aß anormal, du néocortex cérébral vers le cortex entorhinal, certains noyaux gris, le tronc cérébral et enfin le cervelet. Le développement des lésions de type Aß est donc très différent de celui de la protéine tau anormalement phosphorylée. C'est l'accumulation de cette dernière dans les neurones qui entraîne leur dégénérescence, puis leur mort, induisant la réaction habituelle du tissu nerveux à toute agression : un processus inflammatoire suivi d'une cicatrisation.

IV. – Quel est le mécanisme initial ?

Il fait l'objet de multiples débats. Selon la théorie de la « cascade amyloïde », la source de la pathologie est l'excès de protéine Aß 42. En effet, certaines formes héréditaires de la maladie sont dues à des mutations de l'APP, protéine précurseur de l'Aß, dont le gène est situé sur le chromosome 21. Dans la trisomie 21 (mongolisme), les personnes ayant trois chromosomes développent précocement une maladie voisine de l'Alzheimer. De plus, un facteur de risque des formes familiales et sporadiques de la maladie d'Alzheimer, l'ApoE4, pourrait agir en réduisant l'élimination de la protéine Aß.

La clusterine, ou Apolipoprotéine J dont le gène est situé sur le chromosome 8, attire de plus en plus l'attention. Cette protéine chaperonne (qui a pour fonction de moduler la forme d'autres protéines) intervient dans la mort cellulaire. Elle peut se lier à la protéine Aß et prévenir la formation des fibrilles à l'origine des plaques. Son expression est augmentée chez les malades, ce qui est interprété comme une réaction de l'organisme pour prévenir la progression des plaques amyloïdes. Enfin, l'Aß est précocement observée en imagerie cérébrale, bien avant les premiers signes de la maladie. L'origine de la phosphorylation anormale de la protéine tau reste incertaine dans cette hypothèse. Des radicaux libres, dus à la présence de l'Aß, pourraient détériorer la membrane cellulaire du neurone. Des ions calcium et des fragments d'Aß pénétreraient alors plus facilement dans le neurone et suractiveraient certaines enzymes contrôlant la phosphorylation des protéines tau.

Les arguments en faveur d'un rôle majeur de la protéine tau sont aussi nombreux. D'abord, de multiples maladies neurodégénératives sont associées à des anomalies de la phosphorylation anormale de la protéine tau, sans altération notable de la protéine Aß mais en association avec l'atteinte d'autres systèmes protéiques. C'est le cas de la dégénérescence cortico-basale, des dégénérescences fronto-temporales, dont la maladie de Pick, de la paralysie supranucléaire progressive, de syndromes parkinsoniens atypiques, des démences post-traumatiques… Dans la maladie d'Alzheimer, les effets toxiques de l'ApoE4 pourraient résulter non de son action sur l'Aß, mais d'une réponse immunitaire dommageable à la protéine tau. Selon la théorie, actuellement dominante mais discutée, de la « cascade amyloïde », les anomalies de la protéine Aß induiraient la phosphorylation anormale et la malconformation de la protéine tau de certains neurones, ce qui entraînerait leur dégénérescence. Pourtant, dans le PART (*primary age related tauopathy*) ou taupathie isolée liée à l'âge, il n'y a pas, ou très peu, de dépôt d'Aß, la protéine tau pathologique ne paraît pas différente de celle qui est observée dans la maladie d'Alzheimer et les lésions restent limitées au cortex entorhinal et à l'hippocampe[1].

Il peut être proposé aujourd'hui que la dégénérescence et la mort neuronales dans la maladie d'Alzheimer sont liées à la production de protéine tau anormalement phosphorylée, dont les rapports avec la protéine Aß,

1. C. Duyckaerts, in *Acta Neuropathologica*, n° 129, Berlin, Springer, 2015, p. 749-756.

qui lui est toujours associée dans cette maladie, restent à préciser. Dans d'autres maladies, la phosphorylation anormale de la protéine tau est associée à des processus pathologiques différents. Enfin, chez certaines personnes, la phosphorylation anormale de la protéine tau survient sans autre pathologie reconnue.

V. – Les causes hypothétiques de la maladie

Elles sont multiples. Si l'on excepte les causes génétiques connues (les très rares formes héréditaires et les gènes de prédisposition, tels ceux de l'ApoE ε 3 et 4…), de multiples théories ont été formulées sans qu'elles puissent expliquer, à elles seules, l'ensemble des lésions de la maladie. L'hypothèse infectieuse, renouvelée par le mécanisme de la maladie voisin de celui des prions, reste fort spéculative. Les prions sont à l'origine de démences rares (maladie de Creutzfeldt-Jakob, syndrome de Gerstmann-Straüssler-Scheinker et insomnie fatale familiale) et non de maladie d'Alzheimer. La piste des virus herpétiques (HHV-6 et 7) a été récemment soulevée. Ils pourraient être responsables de l'agrégation de l'Aß amyloïde. Les infections à Borrelia sont à l'origine, notamment, de la maladie de Lyme survenant après morsure de tique. Cette maladie se complique rarement d'authentiques démences, différentes de celles de la maladie d'Alzheimer. Aucun argument scientifique pertinent ne permet de les rapprocher.

On évoque souvent, depuis quelques années, le rôle de modifications du microbiote (l'ensemble des microbes intestinaux, cutanés, buccaux…), mais aucune preuve tangible n'a été apportée. Pour certains auteurs[1], citant Claude Bernard (« la graine n'est rien, le terreau est tout »), toute infection, modifiant l'immunité, est susceptible de constituer un facteur de risque (et non la cause) de la maladie d'Alzheimer. L'hypothèse toxique (fer, dont le rôle a été suggéré dans certaines formes familiales, zinc, dont la concentration est anormale dans le cerveau des malades, cuivre, aluminium, provenant notamment d'adjuvants de vaccins, pollution de l'air...) n'a jamais été prouvée et paraît bien peu probable. Il faudrait démontrer, lorsque des doses élevées sont constatées dans le cerveau, qu'elles ne sont pas simplement dues à l'accumulation non spécifique de métaux dans les lésions de la maladie, notamment dans les dépôts amyloïdes. En effet, les toxicités expérimentales chez les animaux n'entraînent pas les lésions de la maladie d'Alzheimer.

De multiples autres hypothèses ont été proposées : par exemple, la baisse de la prolifération des cellules-souches et de la neurogenèse hippocampique, qui entraînerait la perte des capacités de réorganisation des réseaux cérébraux affectés, celles de l'auto-immunité, de multiples anomalies de métabolisme cellulaire (stress du réticulum endoplasmique, trouble du métabolisme des mitochondries, de l'autophagie et des échanges endo-lysosomiaux, de la production de radicaux libres, de l'altération du métabolisme calcique), du dérèglement de l'axe hypothalamo-hypophysaire avec hypersécrétion

1. C.L. Trempe, T.J. Lewis, « It's never too early or too late : End the epidemic of Alzheimer's by preventing or reversing causation from pre-birth to death », *Frontiers in Aging Neuroscience*, n° 10, Suisse, 2018, p. 205.

de cortisol qui induirait la synthèse d'Aß, ou celle d'altérations du *turnover* du cholestérol des neurones régulé par la production d'APP... Elles expliquent certains mécanismes du processus pathologique et fournissent des pistes permettant de le ralentir, mais la cause initiale de la maladie reste encore inconnue.

Le concept de réserve cognitive, déjà évoqué à propos de la « Nun study », explique la résistance à la détérioration intellectuelle entraînée par les maladies progressives du cerveau observée chez les personnes ayant régulièrement et intensément utilisé leurs fonctions cognitives (processus mentaux de réception, sélection, stockage, récupération, transformation, élaboration et communication des informations). La longueur de la scolarité, le type de profession, celui des loisirs et leur fréquence, la qualité du réseau social, le bilinguisme... participent au développement de la réserve cognitive. Ainsi, la prévalence de la maladie est inversement liée au nombre d'années d'étude et son diagnostic est différé en moyenne de 4,3 ans chez des personnes bilingues par rapport aux monolingues.

L'enrichissement de l'environnement augmente-t-il la réserve ou est-ce l'inverse : une réserve cognitive riche renforce-t-elle l'appétence à un milieu stimulant ? Dans le doute, développer ses activités intellectuelles et sociales (sans excès, facteur d'épuisement) ne peut être néfaste. Cette réserve est-elle sous-tendue par l'augmentation du volume de certaines régions du cerveau (davantage de neurones, de synapses et de cellules gliales, réseaux plus développés) ou par la meilleure utilisation des réseaux cérébraux ou des stratégies cognitives existants ? Les deux hypothèses ne s'excluent pas.

En conclusion, la cause de la maladie d'Alzheimer non familiale reste encore inconnue. Mais de multiples facteurs de risque ont été identifiés. La maladie résulte-t-elle de la conjonction de certains de ces facteurs accélérant le processus du vieillissement dit « normal » du cerveau ? C'est l'hypothèse prévalente aujourd'hui.

VI. – Les corrélations anatomo-cliniques

Les régions du cerveau touchées par les lésions (notamment l'atrophie, l'accumulation de protéine tau anormale, la perte des synapses, la mort neuronale) sont celles qui sous-tendent la mémoire (hippocampe, lobe temporal interne) et les autres fonctions cognitives. Au contraire, les régions du cortex cérébral qui permettent de marcher, de remuer les membres, de percevoir le chaud et le froid ou la douleur, d'entendre les sons, de voir les objets, etc. (aires primaires) sont respectées ou atteintes tardivement dans la plupart des cas.

CHAPITRE VIII

L'annonce faite au malade

Longtemps discutée, l'importance de l'annonce du diagnostic est de mieux en mieux comprise. Certes, un malade a le « droit de savoir », comme le « droit de ne pas savoir ». Ses proches ont le droit de vouloir le protéger. Mais la prise en charge de la maladie d'Alzheimer s'améliore, des traitements efficaces pendant plusieurs mois sont disponibles. A-t-on le droit d'en priver la personne malade ? A-t-on le droit de ne pas tout tenter pour l'améliorer alors qu'un traitement plus efficace sera peut-être disponible dans quelques mois ?

L'annonce du diagnostic est un moment capital, très délicat pour le soignant, particulièrement pénible pour les proches, et surtout, évidemment, pour la personne malade. Elle vise, d'abord, à lui permettre de s'adapter au mieux à ce handicap si redouté et, ensuite, de s'éviter des examens et des traitements inutiles. Le secret médical ne peut être partagé que si la personne malade l'accepte. Le médecin demande donc habituellement au malade s'il désire être entendu en présence de son, ou de ses aidants. Il accepte très généralement, ou ne répond pas, ce qui est considéré comme un accord implicite. Le médecin utilise des paroles simples, s'assure qu'il a été compris, et prescrit un traitement au malade. Il lui suggère de dévoiler lui-même le diagnostic à son entourage. Cet entretien, pénible, permet parfois le début de l'acceptation par la personne malade. Elle peut être soulagée (elle comprend que ses erreurs, ses difficultés, ses maladresses ne sont pas de son fait, mais qu'il existe, en fait, un responsable : la maladie). Elle peut aussi refuser le diagnostic, le mettre en doute, l'ignorer, ou encore s'effondrer (sentiment de catastrophe personnelle, familiale et plus généralement sociale). Il faut être présent pour la réconforter le mieux possible. Quand elle aura accepté le diagnostic, elle devra choisir parmi ses proches la personne (ou les personnes) à la fois aidante et capable d'en comprendre les implications. Le soignant explique à cette dernière les difficultés de la personne malade, les gestes simples qui peuvent l'aider. Il suggère à la personne malade de désigner parmi ses aidants une « personne de confiance » capable de prendre les décisions importantes si elle ne peut le faire elle-même. Il rassure les proches en leur expliquant les faibles risques qu'ils courent : la maladie n'est pas contagieuse et les facteurs génétiques, s'ils existent, ont une portée faible, surtout dans les formes tardives.

Ce temps déterminant, où l'éthique est impérieuse, inaugure la difficile relation entre la personne malade, ses aidants, les autres membres de sa famille et ses soignants. Faut-il informer les enfants et adolescents de la famille ? Il est habituel qu'ils se posent des questions. Internet et les réseaux sociaux leur fourniront des réponses s'ils ont le moindre doute. Il vaut mieux, dans ce domaine aussi, apporter des informations précises en expliquant que la maladie d'Alzheimer est une maladie du cerveau, dont ils ont déjà entendu parler à la radio ou la télévision. Ces informations doivent être fournies avec précaution, en insistant sur le fait que leurs parents leur accorderont toujours le temps et l'aide dont ils ont besoin. Cela n'évitera pas de surveiller leurs réactions : opposition, colère s'ils ont l'impression d'être délaissés par leur famille au profit de la personne malade, ou, au contraire, sympathie et offre de collaboration à sa prise en charge. Il est souvent utile de les faire participer, si peu que ce soit, à l'aide de la personne malade (lui porter son déjeuner dans sa chambre...) pour conserver la cohésion du groupe familial.

CHAPITRE IX

Le traitement

I. – Les médicaments spécifiques de la maladie

1. **Certains sont destinés spécialement à la maladie d'Alzheimer.** – Le premier groupe (anticholinestérasiques) réduit la destruction de l'acétylcholine, dont la concentration diminue dans la maladie d'Alzheimer. Ce neurotransmetteur est nécessaire au fonctionnement de circuits du cerveau dont certains sont impliqués dans la mémoire. Trois de ces médicaments sont commercialisés en France : le donépézil (Aricept®), la rivastigmine (Exelon®) et la galantamine (Reminyl®). On utilise aussi un anti-glutamate, bloqueur du récepteur de la NMDA (N-méthyl-D-aspartate), la Mémantine®, dont le mécanisme d'action est plus complexe. Le L-glutamate, neurotransmetteur excitateur, joue un rôle important dans la plasticité des synapses au cours de l'apprentissage et de la mémoire. Dans la maladie d'Alzheimer, la transmission des synapses utilisant le glutamate est réduite, notamment dans le cortex cérébral. La sécrétion prolongée du glutamate dans ces synapses devient toxique. Le signal ne passe plus. Le NMDA combat ce processus : il se fixe sur le récepteur du glutamate lorsque le neurone est au repos

et le protège de la toxicité du glutamate. Lorsque le neurone est activé pendant un processus de mémorisation, le NMDA se détache du récepteur et le signal peut passer.

Ces deux groupes de médicaments ne peuvent être prescrits que par un gériatre, un neurologue ou un psychiatre. Une surveillance de leur tolérance est indispensable (des effets indésirables, très variés, comme des nausées ou des vomissements, des maux de tête, des troubles du sommeil, une incontinence urinaire, des troubles cardiaques, malaises et syncopes, des diarrhées, une perte de l'appétit, une fatigue, des crampes musculaires, parfois une confusion ou un état dépressif peuvent survenir). Ces médicaments ont été déremboursés en France le 1er août 2018. Sont-ils efficaces ? Oui, ils améliorent transitoirement les symptômes de la maladie. Peuvent-ils la guérir ? Non, malheureusement. Il faut aussi surveiller l'observance du traitement : la personne malade le prend-elle ? Et si oui, le fait-elle aux doses prescrites ?

2. **D'autres traitements sont à l'essai.** – Il a été rapporté que le bleu de méthylène, employé depuis longtemps pour améliorer les troubles de la mémoire (il protégerait les mitochondries, « centrale énergétique » de toute cellule), augmente l'activité des réseaux neuronaux impliqués dans la mémoire. Ces résultats intéressants doivent être confirmés. De nombreux autres traitements, dont l'effet est difficile à distinguer de l'effet placébo, ont été utilisés, par exemple le ginkgo biloba ou le curcuma administrés par la bouche. Il faut, de toute façon, éviter les multiples médicaments proposés sur Internet avant d'avoir recueilli l'avis du

médecin qui suit la personne malade. Les nombreux essais de nouveaux médicaments destinés à traiter ou à prévenir la maladie seront abordés au chapitre XII.

3. **D'autres médicaments peuvent être prescrits ponctuellement** pour traiter certains troubles liés à la maladie (dépression, autres troubles psychiatriques, troubles du sommeil...). Il faut, dans tous les cas, éviter les effets secondaires qu'ils peuvent entraîner (chutes dans le cas de somnifères comme le zopiclone ou le zolpidem, par exemple).

II. – Les traitements non médicamenteux

1. **Les régimes.** – Le régime méditerranéen (huile d'olive, fruits, légumineuses et céréales, ail, oignon, épices et aromates) est toujours conseillé. Le régime cétogène, très différent, a déjà été utilisé avec succès. Ce régime (alimentation traditionnelle de peuples amérindiens) permettrait d'assurer aux neurones malades un apport énergétique compensant leur difficulté à métaboliser les glucides et d'améliorer la fonction cognitive, surtout dans les troubles cognitifs légers. Il comporte très peu de glucides, beaucoup de graisses et de protéines et des compléments alimentaires enrichis en cétones, par exemple l'huile de coco.

2. **Les médecines alternatives.** – L'entraînement cognitif et physique comporte plusieurs facettes : la stimulation cognitive utilise des simulations de situations vécues (téléphone, toilette, trajet dans le quartier...). Effectuée par des psychologues, psychomotriciens ou orthophonistes, elle a pour but de ralentir la perte

d'autonomie dans les activités de la vie quotidienne. L'efficacité a été montrée d'un entraînement au traitement rapide des données par un programme informatisé augmentant la vitesse et la fiabilité de l'information visuelle. Les résultats s'améliorent après plusieurs sessions. La rééducation orthophonique vise à maintenir la communication des malades éprouvant des difficultés de langage. Elle est aussi utilisée pour traiter les troubles de la déglutition. La kinésithérapie a pour but principal de prévenir les chutes, mais peut également avoir des effets sur certains aspects du comportement.

Il a été démontré récemment que l'utilisation des nouvelles technologies (tablettes numériques) pouvait être utile pour favoriser la vie des malades. Les médecines alternatives dites « douces » (relaxation, méditation, hypnose…) sont souvent dispensées en « ateliers » réunissant plusieurs malades autour d'un soignant, permettant de développer des liens sociaux. Il existe ainsi des ateliers de médiation cognitive : ateliers mémoire ou réminiscence, ateliers à médiation artistique (peinture, sculpture, écriture…), ateliers à médiation corporelle (tai chi chuan…), villages Alzheimer (espaces sécurisés où cohabitent personnes malades, soignants et chercheurs)…

La musicothérapie, l'aromathérapie, la thérapie assistée d'animaux, par exemple de chiens, la *doll therapy* (traitement par la poupée)[1] les jardins thérapeutiques visent à améliorer certains aspects du comportement et à prévenir l'isolement du malade.

1. K. Chinnaswamy *et alii*, « Doll therapy in dementia : Facts and controversies », *Annals of Clinical Psychiatry*, vol. 33, n° 1, février 2021, p. 58-66.

Les conséquences cérébrales de la pratique de la musique ont été étudiées en imagerie fonctionnelle cérébrale, notamment par Hervé Platel, qui a montré que cette pratique était associée au développement de certains réseaux du cerveau, impliquant ceux de la mémoire. De nombreuses aires cérébrales, motrices, auditives, associatives, sont stimulées et leurs réseaux s'enrichissent. Jouer du violon développe les réseaux du cerveau droit, du piano ceux des deux hémisphères cérébraux. Ces phénomènes persistent chez les personnes âgées et au cours de la maladie d'Alzheimer.

III. – La stimulation magnétique transcrânienne

Elle consiste à stimuler certaines régions de circuits cérébraux impliqués dans la mémoire et la cognition, comme le noyau basal de Meynert. Plusieurs études préliminaires sur de faibles nombres de malades ont été effectuées avec des résultats encourageants. De nombreux essais plus importants sont en cours.

IV. – Traitements plus spécifiques de certains symptômes

1. **L'apathie (indifférence).** – Avant tout, il faut éviter de confondre ce symptôme de la maladie avec une dépression, et ce d'autant plus que certains traitements antidépresseurs peuvent entraîner une apathie et qu'une authentique dépression peut révéler une maladie d'Alzheimer. L'ensemble des aidants et des soignants doit adopter une attitude particulièrement bienveillante

envers la personne atteinte d'apathie. Ils doivent chercher les centres d'intérêt et les potentialités préservées de la personne à valoriser afin de lui éviter toute situation d'échec. Le médecin traitant est le coordonnateur principal de cette prise en charge globale.

2. **Les épisodes aigus de troubles du comportement.** Ils doivent faire réévaluer l'environnement de la personne et, si besoin, l'adapter. Les épisodes d'agitation doivent aussi conduire à rechercher une cause traitable (douleur, par exemple dentaire, ou conséquence d'un fécalome, d'un globe vésical, d'un ongle incarné, décompensation d'une maladie chronique comme l'arthrose, traitement mal supporté...).

V. – Médecine personnalisée et médecine de précision

La médecine personnalisée est basée sur l'analyse moléculaire et les signatures génétiques de chaque personne. La médecine de précision envisage la personne comme un tout biologique, psychique, spirituel et social, en devenir permanent, avec ses imprévisibilités et ses ressources vitales propres. Est-il possible de comprendre tous ces aspects, de les synthétiser et d'intervenir en hiérarchisant les symptômes à traiter ? Il faut, pour une vision globale, multiplier les examens cliniques, psychologiques, biologiques et d'imagerie cérébrale.

Dans la maladie d'Alzheimer, est-ce un nouveau mythe ? Plus on effectue des mesures, plus on découvre des corrélations (dont la signification reste souvent à préciser) entre la présence ou la sévérité de la maladie et, par exemple, le nombre de lymphocytes d'un type donné dans le système nerveux, la résistance à l'insuline, les données de l'IRM ou celles de l'électro-encéphalogramme. Cette recherche, passionnante, peut fournir de nouveaux points de vue et des idées innovantes. Il nous faudra sans doute concilier, dans le cadre du vieillissement et des démences, les visions futuristes, la recherche plus concrète et le renforcement des interventions de prévention, de diagnostic précoce et d'orientation des soins.

CHAPITRE X

Le parcours de soin

I. – Le *Guide du parcours de soins*

Le *Guide parcours de soins des patients présentant un trouble neurocognitif associé à la maladie d'Alzheimer ou à une maladie apparentée*[1] a été mis à jour en mai 2018 par la Haute Autorité de santé française. Il détaille les droits et libertés des personnes atteintes d'un trouble neurocognitif. Il insiste sur le caractère souvent tardif de la reconnaissance de la maladie en France, puisque la Banque nationale Alzheimer a noté, en trois ans, de 2011 à 2014, un recul de 2 points du score au test MMSE au moment du diagnostic. Il comporte les chapitres suivants : (1) « Repérer les premiers signes d'un trouble neurocognitif en médecine générale » ; (2) « Établir le diagnostic étiologique et définir les objectifs thérapeutiques de la prise en charge en consultation mémoire » ; (3) « Préserver un niveau d'autonomie et de bien-être » ; (4) « Préserver l'entourage et soutenir la fonction d'aidant » ; (5) « Adapter le suivi médical des patients vivant avec un trouble neurocognitif » ; (6) « Prendre en charge les troubles chroniques du comportement » ; (7) « Soigner aux stades sévère et très sévère de la maladie ».

1. Ce document est téléchargeable sur : www.has-sante.fr.

II. – La consultation du médecin de famille

Elle est importante, car il connaît souvent déjà la personne malade et ses antécédents, ce qui le conduit à l'adresser plus rapidement à un spécialiste (neurologue, psychiatre ou gériatre) ou à une consultation mémoire, plus rarement à un centre Mémoire de Ressources et de Recherche (CMRR ou CM2R). C'est lui qui suivra la personne malade et constituera le dossier de demande de remboursement à 100 % des soins du malade, qu'il adressera au médecin-conseil de sa caisse d'assurance maladie.

III. – Les consultations mémoire et l'hôpital de jour gériatrique

Les consultations mémoire comportant des équipes pluridisciplinaires (au moins un médecin neurologue, gériatre ou psychiatre et un psychologue) sont situées dans un hôpital (en France, il en existe environ 400) ou dans des centres libéraux. La personne adressée par son médecin traitant y est examinée, soit en ambulatoire (une à trois consultations), soit, si nécessaire, en hospitalisation de jour gériatrique. Un bilan et un traitement initiaux, puis un suivi une à deux fois par an, y sont effectués. Le médecin traitant est informé des résultats des examens, du traitement et du suivi proposés. Une aide pour l'obtention des prestations sociales est offerte. Un programme de rééducation (ateliers mémoire, stimulation cognitive…) et des groupes de parole informant et soutenant les aidants sont souvent conseillés.

L'hôpital de jour gériatrique, lui aussi situé dans un hôpital, abrite souvent les consultations mémoire. Il accueille des personnes de plus de 65 ans durant une demi-journée ou une journée pour un diagnostic ou un traitement.

IV. – Les Centres mémoire de ressources et de recherche (CMRR)

Ce sont des structures plus lourdes situées dans des centres hospitalo-universitaires (CHU). Ils prennent en charge les personnes dont le diagnostic est plus complexe et assurent l'enseignement et la recherche sur le vieillissement cérébral et les démences. Ils ont accès à des outils diagnostiques perfectionnés, coordonnent les services de gériatrie et de neurologie de leur CHU et font office de consultation mémoire pour leur secteur géographique. Des laboratoires de recherche sont souvent associés aux CMMR. Il en existe actuellement 28 en France.

V. – Les Maisons pour l'autonomie et l'intégration des malades d'Alzheimer (Maia)

Elles coordonnent, dans un secteur donné, la prise en charge des personnes atteintes de maladie d'Alzheimer ou de troubles apparentés et offrent un accompagnement à leur entourage. Elles constituent des « guichets uniques » où les personnes sont orientées vers les dispositifs répondant à leurs besoins. Les Maia comportent des espaces d'accueil, d'écoute, d'évaluation et de prise en charge pluridisciplinaire de la situation vécue par chaque personne malade et par ses proches, auxquels elles proposent des actions de soutien. Elles mettent en place un système de référents pour toutes les personnes atteintes de la maladie et de coordonnateurs uniques pour les cas complexes. Elles forment et évaluent les pratiques des intervenants[1]. Il est également conseillé de se rapprocher du Centre local d'information et de coordination du département (CLIC) ou du Centre communal d'action sociale (CCAS) de la ville.

VI. – Les plates-formes d'accompagnement et de répit

Elles proposent aux personnes malades et à leurs proches, qu'ils soient ou non aidants, une gamme nombreuse et coordonnée de services sur un territoire donné. Ces plates-formes, constituées généralement d'un coordinateur et d'un psychologue, accueillent malades et aidants, évaluent leur situation et leurs besoins et procurent informations et conseils sur les aides et les offres de proximité.

VII. – Les Établissements d'hébergement pour personnes âgées dépendantes (Ehpad)

Ils accueillent les personnes aux stades avancés de la maladie. Les établissements publics reconnus par le conseil départemental (Ehpad habilités à l'aide sociale)

1. La liste des Maia est consultable en ligne : www.ouihelp.fr/conseils/aides-et-droits/maia-personnes-agees.

pratiquent des tarifs réglementés. Ceux des établissements privés, associatifs ou lucratifs, sont libres, parfois très élevés. Bien choisir un Ehpad, ce qui doit être précoce, ne dépend pas que de critères financiers. Il est conseillé de tenir compte de sa topographie (le fait qu'il soit trop éloigné de la famille de la personne hébergée peut accentuer son isolement), des activités qu'il offre (ateliers…) et de sa sécurité (accès à la sortie…). Rencontrer le directeur et le médecin référent, effectuer des visites à des heures variées de la journée, permettent de juger de la qualité de vie qui y règne et de vérifier les données fournies par les sites Internet[1].

VIII. – L'évaluation de l'autonomie

Les besoins de chaque personne dépendante varient en fonction du degré de sa perte d'autonomie. En France, la grille standardisée nationale AGGIR (autonomie, gérontologie groupe iso-ressources) est utilisée pour évaluer la dépendance (GIR de 1 à 6). Elle permet, notamment, de déterminer le montant de l'allocation personnalisée d'autonomie finançant le séjour en maison de retraite. Deux types de variables sont utilisés : les variables « discriminantes » (cohérence, orientation, toilette, habillage, alimentation, élimination urinaire et rectale, transferts – se lever, se coucher, s'asseoir –, déplacements à l'intérieur de la maison, déplacements à l'extérieur et communication à distance) et les variables « illustratives » (gestion,

1. La liste des Ehpad est consultable sur la page « Annuaire national » de la fondation Médéric Alzheimer : www.annuaire-med-alz.org.

cuisine, ménage, transports, achats, suivi du traitement et activités de temps libre). Les capacités de la personne sont classées A (la personne le fait seule, habituellement et correctement), B (elle le fait soit partiellement, soit non habituellement, soit non correctement), ou C (elle ne le fait pas).

IX. – Les droits des malades

La personne humaine est, *a priori*, juridiquement libre et responsable, et donc autonome. Protéger une personne atteinte de la maladie d'Alzheimer pose des problèmes moraux et affectifs et crée des responsabilités. Le droit donne aux malades les moyens de se protéger et de se faire entendre, même si leurs capacités à prendre des décisions diminuent. Plusieurs mesures de protection juridique peuvent protéger les biens du malade.

La *sauvegarde de justice*, la plus légère, provisoire, prend effet immédiatement. La personne conserve ses droits, mais ses actes juridiques peuvent être modifiés ou annulés par le juge des tutelles sur la demande d'un tiers.

La *curatelle* concerne les personnes ayant besoin d'une assistance pour la gestion de leurs revenus et patrimoines. Elles seront conseillées par leur curateur.

La *tutelle* est destinée aux personnes qui ne peuvent plus effectuer seuls cette gestion. Ils sont remplacés par leur tuteur. Cette mesure les prive de leurs droits civiques. Les critères de choix entre curatelle et tutelle dépendent du stade de la maladie : une curatelle peut être envisagée au début ; un placement sous tutelle s'impose dès que l'état de santé de la personne nécessite une représentation continue pour l'accomplissement de ses actes juridiques (achat, vente, gestion des comptes bancaires…). La demande de mise sous curatelle ou tutelle peut émaner d'un proche, du procureur de la République ou du malade lui-même. Le choix du placement incombe au juge des tutelles.

De plus, nous l'avons vu, toute personne peut (ce n'est pas une obligation) désigner par écrit une « *personne de confiance* » (en qui elle a toute confiance pour l'accompagner tout au long de ses soins et des décisions à prendre, selon l'article L. 1111-6 du Code de la santé publique). Elle est à différencier de la « *personne à prévenir* », contactée en cas d'aggravation de son état de santé.

Les *directives anticipées*, mises en place par la loi Leonetti, sont des instructions écrites relatives à la fin de vie et aux conditions de l'arrêt d'éventuels traitements. Elles peuvent être remises au médecin traitant, à la personne de confiance ou encore à l'hôpital en cas d'hospitalisation.

X. – La maltraitance

Les personnes atteintes de maladie d'Alzheimer sont susceptibles de subir une maltraitance ou une malveillance. Due, le plus souvent, à une négligence, volontaire ou non (absence de réponse à un appel, coupure de la sonnette…), la maltraitance peut être psychologique (agressions verbales, tutoiement…), voire physique (coups, chutes provoquées…) et survenir à domicile comme en institution. Lorsqu'elle est suspectée (traces de coups, mais aussi tristesse ou accès de colère inhabituels), la maltraitance doit être confirmée (des hallucinations, des chutes spontanées peuvent être responsables). Il est légalement obligatoire, en cas de doute persistant, d'en parler au responsable du personnel en cause, par exemple le directeur de l'établissement. La malveillance financière est, par exemple, l'utilisation de la pension de retraite de la personne malade à d'autres fins que celles qui la concernent, ou la captation de son héritage. Porter plainte est juridiquement obligatoire.

XI. – Les prestations sociales

Avant 60 ans, les droits sociaux des personnes atteintes de la maladie d'Alzheimer ou d'une maladie apparentée sont les mêmes que ceux des personnes adultes handicapées. Les informations sont obtenues au guichet unique de la maison départementale des personnes handicapées (MDPH)[1] du département. L'allocation personnalisée d'autonomie (APA) est une aide financière permettant à une personne âgée de rester vivre à domicile ou de financer tout ou partie d'un séjour en établissement. La maladie d'Alzheimer, comme les maladies apparentées, sont reconnues comme étant des « affections de longue durée ». La majorité des soins médicaux et paramédicaux sont donc pris en charge à 100 % (sur la base du tarif de la sécurité sociale) dès que le diagnostic est porté et la demande acceptée par le médecin-conseil de la

1. Informations sur : https://mdphenligne.cnsa.fr.

caisse d'assurance maladie. Certaines aides financières ponctuelles du conseil départemental, des caisses de retraite ou des complémentaires santé peuvent être accordées sous certaines conditions (être bénéficiaire de l'APA...), pour acheter un appareil de localisation par exemple. Il est aussi possible de recevoir une aide financière pour le transport ou le logement. La carte mobilité inclusion (CMI) peut être obtenue dès que le taux d'incapacité est d'au moins 80 % et que la personne perçoit une pension d'invalidité de 3e catégorie. Elle donne droit, par exemple, à une demi-part supplémentaire lors du calcul de l'impôt sur le revenu et à l'exonération des cotisations patronales de sécurité sociale lors de l'utilisation de chèques emploi service universels (« CESU »). Une carte de stationnement peut aussi être reçue.

CHAPITRE XI

Vivre avec la maladie d'Alzheimer

> « Jouet depuis longtemps des vents et de la houle,
> Mon bâtiment fait eau de toutes parts ; il coule. »
>
> Louise ACKERMAN, *Mon livre*, 1874

Une personne atteinte de maladie d'Alzheimer bouleverse la vie de son entourage. Prendre soin d'elle est souvent fatigant et stressant. Les aidants et les soignants ont des besoins humains et des émotions qu'ils doivent savoir prendre en compte pour se reposer régulièrement.

I. – La vie de tous les jours

La communication est souvent difficile. La personne malade ne comprend pas toujours clairement ce qui se passe ou ce qu'on attend d'elle. Elle peut être anxieuse, voire agressive. L'aidant risque de perdre patience. Pour bien communiquer, il lui faut, en permanence, faire l'effort de se mettre à la place du malade qui a du mal à focaliser son attention et à comprendre les messages trop compliqués. Il est ainsi préférable de ne s'adresser à la personne que dans un contexte reposé et paisible, en la regardant pour s'assurer qu'elle a entendu et compris, de parler lentement, d'un ton calme, d'utiliser des phrases courtes et déclaratives (« nous allons manger » plutôt que « voulez-vous manger ? »), n'exprimer qu'une seule idée à la fois. Il vaut mieux parler des choses qu'elle connaît, éviter celles qu'elle a pu oublier ou qu'elle ignore, et aussi, même si l'on ne sait pas pourquoi, celles qui ont déjà entraîné chez elle angoisse ou irritation… En permanence, il faut la rassurer, l'encourager, l'écouter : que ressent-elle ? À quoi rêve-t-elle ? Selon un sondage France Alzheimer-Opinion Way de septembre 2015, « profiter du moment présent », « avoir une vie sociale la plus normale possible », « profiter du temps qui reste avec les personnes qui me sont chères », « être bien entouré et compris », « marcher et refaire du vélo », « voyager, me promener, jardiner, lire, écouter de la musique » sont des exemples caractéristiques des espoirs des personnes malades, dont 8 sur 10 déplorent de ne plus pouvoir réaliser les actes de la vie quotidienne, et près de 3 sur 4 se sentent soutenues par leur famille.

Pour ce qui concerne la vie quotidienne, l'alimentation doit être aussi variée et appétissante que possible, tout en suivant les recommandations diététiques usuelles (peu sucré, peu salé, beaucoup de légumes variés, alternance de viande, de poisson, d'œufs…). Le vin ou la bière peuvent être consommés avec modération (en France, le maximum conseillé est deux verres par jour sans dépasser 10 verres standard par semaine). Le café est aussi indiqué avec modération.

Les soins concernant la surveillance des ongles, des plantes de pied et de l'état bucco-dentaire sont importants. Ils évitent les douleurs, sensations de bouche sèche ou d'étranglement qui provoquent des crises d'angoisse et, de façon étonnante, sont statistiquement liés aux risques de chute chez les personnes âgées.

L'aménagement de la maison permet de prévenir les blessures, en réduisant, surtout, ces risques de chute. Il faut adapter la maison à la façon de fonctionner du malade et à ses besoins, supprimer les tapis, fils traînants et objets encombrant des passages, installer des systèmes coupe-circuit sur les cuisinières à gaz… La salle de bains (surélévateur de baignoire, cabine de douche), les toilettes (surélévation) doivent être aménagés. Il suffit souvent d'observer la personne et de moduler l'environnement en fonction de ses habitudes pour réduire les risques qu'elle court.

L'éducation de la personne malade est capitale. Souhaite-t-elle déambuler ? Il importe de lui proposer un parcours dans la maison, le jardin et même le quartier. Il faut éviter à tout prix la contention, qui augmenterait son besoin de se déplacer et ne pas l'obliger à rester assise. Il convient, si possible, de prévoir une promenade quotidienne. Bien entendu, il faut prévenir les fugues (fermer à clé l'appartement ou la porte du jardin après chaque sortie, ce qui doit devenir rituel). Le bracelet ou médaillon d'identité, le bracelet d'autonomie (avec localisation GPS) qui apportent la sécurité et le répit à tout instant, aussi bien à la famille qu'au personnel soignant, ou encore le téléphone d'alerte peuvent être très utiles. Il convient toutefois de discuter avec la personne malade, lui expliquer la raison de leur utilisation et d'obtenir son consentement.

Rythmer les journées reste indispensable. Elles doivent être aussi régulières que le permettent les possibilités du ou des aidants. Lever à heure fixe, suivi de la toilette, du petit déjeuner, puis d'une activité, du repas du midi, d'une sieste, d'une promenade… jusqu'au coucher à heure fixe.

II. – Quelques questions éthiques

La personne est atteinte dans son identité personnelle. Les troubles de la mémoire, du schéma corporel, les illusions, les hallucinations minent son activité intellectuelle, son comportement, ses sentiments de constance en dépit des changements, sa personnalité. Comment réagir devant l'affaiblissement, puis la perte de la personnalité du malade, le protéger sans l'infantiliser, le blesser, l'humilier, le faire souffrir ? Aucun traitement connu n'est susceptible de la guérir. C'est le défi quotidien des aidants, des proches, des soignants.

Que faire pour lui rendre la fin de vie agréable ? La famille et les aidants doivent toujours avoir à l'esprit deux des éléments de réponse à cette question difficile : le devoir de protection du malade et les droits de toute personne humaine. Il faut, comme l'écrit Anne Caron-Déglise, « tout à la fois reconnaître la vulnérabilité des personnes en difficulté cognitive et leur témoigner le respect inconditionnel qui leur est dû », c'est-à-dire, précise Fabrice Gzil « protéger sans diminuer, respecter sans négliger, et garantir l'effectivité des droits fondamentaux ».

III. – Quelques questions pratiques

La perte des fonctions intellectuelles est responsable de très nombreux dysfonctionnements. Il est classique, de plus, empruntant la métaphore du bateau, de dire que « la boussole » flanche et que « le poste de pilotage » est très dérangé… Les déplacements sont perturbés : déambulation et ou errance apparaissent, facteurs de fugues. Le désir de se déplacer est motivé par des impulsions (sentiment d'insécurité, ennui, envie de revoir un lieu favori de sa jeunesse, de rendre visite à un proche…) souvent ignorées de l'entourage et oubliées rapidement par la personne elle-même. Le risque est alors grand qu'elle s'égare (parfois à deux pas de son domicile), ou se retrouve en situation inadéquate : sortie sans être vêtue correctement, faisant ses courses à minuit… Déambulation et errance surviennent à tous les stades de la maladie (11 % chez les personnes évaluées en GIR 6, et 28 % des personnes classées en GIR 5). Fréquentes dans un environnement habituel, elles deviennent presque constantes lorsque la personne malade perd ses repères familiers. Des vacances, une hospitalisation, le changement d'aidant potentialisent les risques.

1. **La déambulation.** – Elle peut survenir à n'importe quelle heure du jour ou de la nuit, et pendant plusieurs heures. Les causes en sont multiples (stress, ennui, inconfort, désorientation, faim, douleur, perte de la notion du temps, fatigue, anxiété, incapacité à reconnaître les endroits familiers, effet secondaire des médicaments…). Il n'y a pas de médicament contre

la déambulation, et ceux qui « calment » le malade, comme les benzodiazépines, augmentent les risques de somnolence et donc de chutes ! Contrarier le besoin de déambulation risque de provoquer des réactions plus graves (hurlements, agitation…). De plus, la déambulation apaise certains malades et a des effets bénéfiques : préservation des capacités motrices, plaisir de se déplacer librement, maintien de la communication avec la famille qui l'accompagne ou qu'il rencontre. Il n'est donc pas recommandé de bloquer la déambulation (ne jamais recourir à la contention, barrer le chemin, obliger à s'asseoir…) mais d'en prévenir les conséquences (chutes, blessures, plaies des pieds, sorties inopinées du domicile…). Il faut du calme, si possible de l'espace, aménager une zone peu bruyante, éclairée (mais pas trop), bien signalée et sécurisée où peut déambuler la personne. En fin de journée, il est conseillé de ranger les objets évoquant la sortie (clés, manteau, parapluie, sac à main…) afin qu'elle soit moins incitée à tenter une sortie une fois la nuit tombée. À la maison, on fermera la porte d'entrée et on protégera les escaliers.

En institution, les nouveaux projets privilégient des systèmes anti-fugues peu contraignants (bracelets alarmes silencieux à déclenchement magnétique lors d'un passage de porte). Il faut, de plus, fournir des distractions sans danger : activités ludiques (pétanque, quilles…) ou artistiques (danse, peinture), occuper le malade à des tâches ménagères sans danger (plier du linge, débarrasser la table), lutter contre l'ennui (faire écouter ses chanteurs préférés, proposer ses séries télévisées cultes…).

Si la personne exprime le désir de se promener, il faut l'accompagner si cela est possible, l'orienter, lui éviter les obstacles, la raccompagner jusqu'à son domicile sans la prendre par le bras sauf si elle en a besoin pour marcher. Si elle est retrouvée errant hors de son domicile, il convient de lui proposer de la raccompagner, de tenter de la convaincre si elle le refuse et de ne la quitter que lorsqu'elle est de retour ou lorsqu'elle est prise en main par un proche ou un aidant professionnel. Parallèlement, il faut traiter l'anxiété et la dépression, qui sont à l'origine de nombreux troubles du comportement. Maintenir ou retrouver le rythme veille/sommeil (activités toniques le matin, relaxation en fin d'après-midi) est aussi important. Chaque malade, différent, possède sa propre histoire. La meilleure façon de l'aider est de s'en souvenir. Aidants et soignants doivent donc développer un sens aigu de l'observation, l'écoute et l'analyse.

2. **L'errance.** – Déambulation répétée, parfois presque continue, elle peut survenir la nuit (« errance nocturne » associée à des troubles du sommeil et à l'incapacité à distinguer le jour de la nuit) ou bien le jour (« errance diurne »). L'errance avec but comporte un objectif précis souvent formulé par la personne malade. L'errance peut ne pas avoir de but reconnu, être imprécise, sans véritable direction ou destination manifeste (il convient alors de tenter de découvrir le but caché de ce comportement). Enfin, l'errance complexe est parfois accompagnée de gestes répétitifs. Il peut être difficile pour l'aidant de trouver la raison de l'errance, surtout lorsque la communication verbale devient compliquée. Il est pourtant essentiel qu'il comprenne la relation qu'entretient la personne avec son environnement, car elle y est particulièrement

sensible. En observant et analysant les indices non verbaux, l'aidant peut deviner le sens de ce comportement et dégager des constantes : il doit chercher à identifier les circonstances et l'heure où la personne est sujette aux errances, le moment précis de la journée où elle débute, le parcours habituellement effectué (point de départ, chemin emprunté, arrêts, destination), sa durée, le nombre de récidives... Reconnaître les facteurs déclencheurs permet de prévenir la répétition des errances, en distrayant, en rassurant ou en aidant la personne malade. Certains médicaments, comme les neuroleptiques, sont à éviter parce qu'ils peuvent aggraver l'errance et induire des effets secondaires parfois graves.

3. **Comment gérer les déplacements ?** – L'utilisation d'une canne est indispensable dès qu'un risque de chute est détecté. Le déambulateur est parfois nécessaire. La pratique du vélo dans un cadre surveillé est souvent utile. Quant à la conduite automobile, elle peut être poursuivie tant que les risques qu'elle fait courir sont contrôlables. Les loisirs, les sports, la danse, le tai chi chuan, le qi gong, les voyages sont à encourager. En permanence, il faut aussi préserver la personne malade contre le froid ou la chaleur excessifs, la déshydratation, les blessures liées au mésusage des instruments de toilette...

4. **Comment gérer la sexualité ?** – Les tabous sont aujourd'hui levés : on reconnaît la persistance des besoins sexuels chez les personnes âgées, y compris aux âges très avancés. Au cours de la maladie d'Alzheimer, on peut observer soit la perte d'intérêt et la diminution progressive de l'activité, soit, à l'opposé,

des manifestations déplacées et un comportement sexuel socialement inadapté (surtout au cours des variantes comportementales de la maladie). Elle peut représenter une source de souffrance et de difficultés pour l'entourage de la personne malade. Ces questions restent parfois difficiles à aborder avec les professionnels. Les proches du malade peuvent trouver des réponses à leurs interrogations dans les guides destinés aux aidants informels, nous y reviendrons.

IV. – Les aidants (« accompagnants »)

En 2007, le *Guide de l'aidant familial* a défini l'aidant comme « la personne qui vient en aide, à titre non professionnel, en partie ou totalement, à une personne âgée dépendante ou à une personne handicapée de son entourage, pour les activités de la vie quotidienne ». On estime, aujourd'hui, que 15 % des personnes vivent seules à domicile lorsque la maladie d'Alzheimer est reconnue. Seuls leurs amis et l'aide sociale peuvent alors les prendre en charge. Dans les autres cas, un conjoint ou des parents peuvent assurer cette aide qui se poursuivra après l'entrée dans une structure de soins, jusqu'au décès de la personne malade. Quel que soit le nombre de ces aidants, l'un d'entre eux (« aidant principal ») coordonne cette aide. L'émergence de cet aidant principal (habituellement familial, souvent féminin) est le plus souvent « naturelle », fonction de la place qu'il occupe dans la famille (conjoint, aîné ou « petit dernier »...) et de sa profession.

Les aidants informels jouent un rôle capital. Assurant la majorité de la prise en charge de la personne malade sans rémunération ou formation préalable, ils ont la lourde mission de l'accompagner et de la surveiller (« la maladie s'est invitée et habite chez nous »). Il s'agit de prévenir les difficultés qu'elle rencontre, de gérer sa vie quotidienne, de veiller à ce qu'elle ne puisse pas s'échapper pour errer, tout en lui laissant la plus grande liberté possible afin qu'elle ne se sente pas prisonnière. Ce sont, en outre, les « courroies de transmission » entre la personne malade, son médecin traitant, les services de soins infirmiers à domicile (SSIAD) prescrits par le médecin traitant ou à la sortie d'un établissement, les organismes qu'elle utilise (assurances, banque, retraite, notaire...) et l'administration (sociale, fiscale...). On estime qu'en France les aidants représentent 7 % de la population (3 % d'aidants actuels et 4 % d'anciens aidants). Les multiples problèmes qu'ils rencontrent les exposent particulièrement à des épisodes dépressifs liés à un épuisement professionnel (véritable *burn out*).

La difficulté de leur tâche est due, d'abord, à l'isolement dans lequel ils sont souvent ou se sentent plongés et où ils se placent quelquefois eux-mêmes : la maladie d'Alzheimer reste parfois, notamment en France, une « maladie honteuse », associée à des représentations négatives, dont on ne parle pas. Insidieuse, elle survient sans prévenir, et surprend, car elle se manifeste là où on ne l'attend pas, la rendant inconfortable pour l'entourage. Sa durée mobilise l'aidant de nombreuses années, lui impose une présence quotidienne de plus en plus importante (estimée, en moyenne, à 50 heures par semaine, ce qui est très lourd s'il exerce une profession), ne lui laisse pas l'espoir du prochain temps de repos qu'apporterait la guérison ou même la stabilisation de la maladie. Il se sent prisonnier de son rôle. L'importance croissante des efforts qu'il doit faire pour aider la personne dont l'état s'aggrave progressivement, sans retour affectif de sa part, conduit à une véritable « faillite énergétique[1] ». L'aidant familial peut avoir un sentiment de culpabilité envahissant quand il doit agir à la place, voire à l'insu de la personne malade. L'ambivalence de ses sentiments, entre compassion et colère envers ce proche qui ne coopère pas, s'éloigne progressivement de lui et devient souvent agressif à mesure que progresse sa maladie, est un facteur supplémentaire de désarroi.

La charge (« fardeau ») de l'aidant est donc à la fois objective, mesurable (importance des incapacités et des troubles cognitifs de la personne aidée, quantité d'aide fournie) et aussi subjective (mal-être, isolement social, dépression qui, selon certaines études, atteindrait jusqu'à 80 % des aidants). L'ambiguïté de sa relation avec la personne malade (qui est le « bourreau », qui est la « victime » ?) est souvent un fardeau supplémentaire. Plusieurs moyens de l'aider sont possibles. Tout d'abord, sa famille ou ses amis peuvent le remplacer temporairement, lui apporter une aide ponctuelle (courses, distractions, aide-ménagère...), lui faire parvenir courriels, courriers, appels téléphoniques... Ensuite, de multiples systèmes ont été mis en place. Les structures de répit, conçues comme des lieux de soin transitoire de la personne malade, permettent à l'aidant familial de se reposer quelques heures (accueil de jour), ou quelques jours ou semaines (hébergement temporaire, moins pratiqué). Ils lui sont

1. M. Arcand, L. Brissette, *Accompagner sans s'épuiser*, Rueil-Malmaison, Éditions ASH, 2012.

une aide indispensable. Il convient d'accompagner toute séparation, qu'elle soit courte ou plus longue. La participation active de certains aidants à la prise en charge de la personne malade dans la structure de répit peut être nécessaire à la sauvegarde de leur propre équilibre, évitant une situation de deuil non prévue par l'entourage. La fondation Médéric Alzheimer écrit :

> À l'heure actuelle, les dispositifs de répit ne visent plus seulement à réduire le « fardeau » de l'aidant principal. Ils tiennent compte des dimensions positives de l'aide, de la multiplicité des aidants familiaux et se focalisent sur le « binôme aidant-aidé », dans une logique qui n'est plus uniquement une logique d'assistance, mais une logique plus dynamique d'« encapacitation » des aidants et des personnes malades[1].

L'information des aidants s'est transformée au cours de la dernière décennie. Elle vise à dépasser leur simple « éducation » pour renforcer leurs compétences et leur autonomie, réduire leur souffrance émotionnelle et leur proposer des stratégies de soutien variées. Elles leur permettent de s'adapter aux besoins particuliers de la personne malade, et de soutenir ses liens avec ses proches et son entourage. Les psychothérapies et les approches cognitivo-comportementales sont de plus en plus utilisées. Ces dernières comprennent des exercices pratiques visant à résoudre les difficultés de la personne, le thérapeute intervenant sur les processus mentaux, conscients ou non. Les programmes de formation

1. P.-A. Kenigsberg, « Le répit : des réponses pour les personnes atteintes de la maladie d'Alzheimer ou de maladies apparentées, et leurs aidants – évolutions de 2000 à 2011 », *Recherches familiales*, n° 10, 2013, p. 57-69.

à domicile ou à distance (*e-learning*) se développent. Les formules de répit « classiques » évoluent vers une offre multiple et mieux adaptée. Pour mieux informer les aidants familiaux, le concept d'« aidant expert », comme il existe des « patients experts », a été récemment développé, d'abord au Québec puis en France, où l'Université des patients a été créée en 2009 au sein de l'UPMC (université Pierre-et-Marie-Curie). Des aidants ou d'anciens aidants confirmés volontaires font bénéficier, avec des professionnels, de leur expérience aux nouveaux aidants.

Les aidants informels doivent profiter, comme les malades, d'un soutien psychologique. La loi du 28 décembre 2015 relative à l'adaptation de la société au vieillissement a consacré le statut juridique des aidants et transformé le « congé de soutien familial » en « congé de proche aidant ». Celui-ci permet, sous certaines conditions, d'interrompre son activité professionnelle pour s'occuper d'un proche âgé dépendant. Des avancées restent à faire. Depuis 2018, la loi permet à des salariés de faire don de leurs jours de repos à un collègue aidant un proche âgé dépendant ou handicapé. Pour soutenir les aidants, une proposition de loi examinée par le Parlement français préconise d'indemniser le congé du proche aidant et de prendre en compte cette tâche « invisible » et « gratuite » dans les droits à la retraite. C'est un pas supplémentaire vers une meilleure reconnaissance des aidants familiaux, acteurs-clés du maintien à domicile.

V. – Les services à la personne et autres aides

Les aides ménagères, gardes et accompagnements de la personne malade, livraisons à domicile, donnant droit à des réductions d'impôts, sont fort utiles pour les aidants. Des renseignements peuvent être obtenus de la mission des services à la personne de la direction générale des entreprises du ministère de l'Économie[1], l'Agence nationale des services à la personne (ANSP) ayant été supprimée en 2014.

Les séjours de vacances de durées variables, impulsés par l'association France Alzheimer, sont également réalisés par de multiples structures médico-sociales. Ils associent plusieurs approches (accompagnement des personnes malades, programmes psycho-éducatifs pour les proches, etc.) et plusieurs formules (aidant et personne aidée, ou l'un ou l'autre, ou encore aidants isolés ou malades jeunes). Des approches itinérantes sont en développement : « Baluchon Alzheimer » développé au Québec, offre l'accueil de nuit selon une périodicité variable. Une garde itinérante de nuit consiste en un passage de surveillance régulier, ou bien un répit au domicile où une personne vient remplacer l'aidant et prendre soin de la personne malade chez elle pendant plusieurs jours (jusqu'à 7).

L'hospitalisation à domicile (HAD) peut être prescrite par le médecin traitant ou à la sortie d'un établissement, après accord de l'aidant et enquête menée

1. En ligne : www.servicesalapersonne.gouv.fr.

par une assistante sociale évaluant les capacités du logement de la personne malade. C'est une véritable hospitalisation lui permettant de vivre dans un milieu connu, dont les frais (soins infirmiers, kinésithérapie…) sont couverts par l'HAD.

L'accueil familial par des particuliers à leur domicile, à titre onéreux, de personnes âgées et handicapées atteintes par la maladie d'Alzheimer est encore peu développé en France, alors qu'il est largement pratiqué dans d'autres pays (Royaume-Uni, Australie), sous une forme permanente, temporaire (plusieurs semaines) ou séquentielle. Cette activité est réglementée par le Code de l'action sociale et des familles.

Le soutien à la vie sociale des personnes malades et de leurs proches se développe. Avec l'aide de professionnels et ou de bénévoles, les affinités, le sentiment d'appartenance à un groupe solidaire sont développés : groupes de parole, réseaux d'aidants s'épaulant de façon plus ou moins formelle, café des aidants… Les Bistrots Mémoire© invitent personnes malades et aidants à se réunir dans un café, lieu public sans connotation médico-sociale.

Les guides destinés aux aidants informels ont un intérêt majeur. De nombreux livres consacrés à la maladie d'Alzheimer[1], aujourd'hui facilement accessibles dans la majorité des médiathèques, sont conçus comme des manuels d'accompagnement des personnes atteintes de la maladie d'Alzheimer. Écrits par des professionnels, gériatres, neurologues ou psychologues, ces guides

1. Par exemple, M. Sarazin, *La Maladie d'Alzheimer en 100 questions. Comprendre, soigner, accompagner*, Paris, Tallandier, 2018 ; M. Verny, *La Maladie d'Alzheimer. 100 conseils essentiels*, Paris, Solar, 2018.

apportent aux proches conseils et suggestions pour vivre le mieux possible avec la maladie. D'autres guides, où interviennent aussi des aidants avertis, peuvent être trouvés sur les réseaux sociaux[1].

Les associations de malades (telle France Alzheimer et maladies apparentées…) sont importantes à connaître. Elles prodiguent des conseils, fournissent des renseignements, des guides et élargissent les liens sociaux des aidants. Elles distribuent parfois des bourses ou des prix de recherche. Les associations et fondations de recherche ont pour vocation première d'aider la recherche sur la maladie. Il est possible de citer en France, sans exhaustivité, la fondation Vaincre Alzheimer (anciennement LECMA), la fondation Alzheimer, la fondation Recherche Alzheimer, la fondation Médéric Alzheimer, la fondation Philippe Chatrier et aussi Baluchon Alzheimer, Alzheimer Belgique, Alzheimer Suisse, la fondation Synapsis, la Société Alzheimer du Canada…

1. Par exemple, « Flash Alzheimer » sur Facebook et Twitter, « Allodocteurs » sur Facebook ; ou encore le blog de Colette Roumanoff, « Bien vivre avec Alzheimer », sur Twitter.

CHAPITRE XII

La recherche en cours

La recherche de nouveaux médicaments passe, schématiquement, par trois stades. Elle est d'abord « fondamentale » : en analysant les mécanismes de la maladie, les chercheurs mettent en évidence ceux qui sont susceptibles d'être prévenus ou combattus. Au deuxième stade (dit « préclinique »), ils observent les effets de traitements variés (molécules isolées ou associées, par exemple) dans des modèles *in vitro* (cellules en culture, organoïdes...) ou *in vivo* (souris...). Enfin, si un traitement est actif *in vitro* ou *in vivo* chez l'animal, ils vérifient son efficacité chez des malades. C'est un « essai thérapeutique » au stade clinique de la recherche.

I. – La recherche fondamentale

1. **Les modèles.** – Les modèles cellulaires permettant d'analyser l'action des molécules susceptibles d'être utilisées dans une maladie pour en démontrer les effets positifs ou négatifs se perfectionnent. Aux multiples types de cellules animales ou humaines cultivées *in vitro* (cultures de cellules et de tissus nerveux) se sont ajoutées récemment les cellules souches embryonnaires humaines. Présentes chez l'embryon à un stade très

précoce de son développement, ces cellules sont dotées de deux capacités étonnantes : elles peuvent se multiplier à l'infini, par simple division (auto-renouvellement) et aussi donner naissance à tous les types de cellules de l'organisme (pluripotence), y compris les cellules du système nerveux. Elles persistent tout au long de la vie dans certaines régions du cerveau. L'utilisation pour la recherche de cellules embryonnaires humaines posait des problèmes éthiques, car il fallait utiliser des embryons ou des placentas humains pour effectuer des expériences. On sait aujourd'hui cultiver dans un laboratoire et reprogrammer des cellules humaines adultes déjà différenciées (par exemple des cellules de la peau d'une personne adulte) pour les rediriger vers une autre différenciation, tel le tissu nerveux. On obtient donc des cultures de cellules nerveuses d'une personne vivante, ce qui permet à la fois de résoudre plus facilement les problèmes éthiques et de mettre au point des traitements ciblés pour la personne qui a fourni les cellules.

Les « organoïdes cérébraux » sont des cultures de tissus issus de cellules pluripotentes induites. Au lieu de se développer en deux dimensions sur une surface plate (dans un flacon par exemple), elles reproduisent en trois dimensions le tissu animal ou humain (comme les cultures « organotypiques »). Pour ce faire, on utilise parfois l'impression 3D. Le tissu nerveux humain peut ainsi être cultivé et analysé *in vitro* dans des conditions éthiques. Leur développement offre des possibilités expérimentales exceptionnelles.

2. **Les modèles animaux.** – Ils sont très nombreux, du C elegans (« Caenorhabditis elegans »), petit ver

d'un millimètre de long, au microcèbe murin (lémurien proche des primates) ou au chimpanzé, en passant par le rat-taupe nu ou les souris transgéniques (dont on a modifié le génome pour qu'il comporte des gènes humains). Si séduisants soient-ils, ces modèles ont souvent des limites qui ne sont parfois identifiées qu'avec retard. À titre d'exemple, le gène codant pour la mutation suédoise de la protéine précurseur de la protéine Aß a été greffé à la souris transgénique Tg2576. À l'âge de 6 mois, on détecte du peptide Aß dans le sang de la souris. À 10 ou 12 mois, des plaques amyloïdes apparaissent dans le cerveau. Les souris présentent un dysfonctionnement cholinergique et les premiers chercheurs rapportent un déficit cognitif. Ces résultats ont fait naître de nombreux espoirs et ont suscité de multiples recherches après la description de ce modèle en 2002. Plus de douze ans plus tard, en 2015, la revue des quarante articles ayant étudié les corrélations entre les niveaux d'Aß et le déficit cognitif chez Tg2576 et quatre autres modèles de souris transgéniques n'a pu mettre en évidence aucune relation significative[1]. Deux hypothèses ont été émises : soit l'Aß est un « effet collatéral » du processus conduisant à la démence, soit le déficit de la mémoire et de l'apprentissage est lié à la présence d'un niveau beaucoup plus élevé d'Aß.

N'oublions pas que la recherche utilise de plus en plus le tissu nerveux humain *post mortem* fourni par « le don de cerveau pour la recherche » Il est d'autant

1. A.M. Foley, « Systematic review of the relationship between amyloid-ß levels and measures of transgenic mouse cognitive deficit in Alzheimer's disease », *Journal of Alzheimer's Disease*, n° 44, 2015, p. 787-795.

plus utile que les techniques de recherche sur ce tissu nerveux se multiplient et permettent, par exemple, de reconstituer les réseaux lésionnels. Les biobanques, telles que le Neuro-CEB[1] dont le siège est au groupe hospitalier Pitié-Salpêtrière-Charles Foix à Paris, prélèvent avec le plus grand respect pour le corps de la personne, collectent, préparent, étiquettent et fournissent les échantillons aux équipes de chercheurs après l'analyse de leur projet de recherche par un Conseil scientifique. Faire don de son cerveau est un moyen facile et particulièrement utile d'aider la recherche sur la maladie d'Alzheimer, car les chercheurs ont autant besoin de cerveaux normaux (« de contrôle ») provenant de personnes mortes d'une autre maladie que de cerveaux atteints aux différents stades de la maladie d'Alzheimer.

II. – La recherche sur l'homme repose sur les essais cliniques

Ces essais de traitements nouveaux (le plus souvent des médicaments) sont effectués par des médecins (pour le compte, en général, de laboratoires pharmaceutiques) chez des personnes saines, puis des personnes malades. Ils sont strictement encadrés par le droit français et la réglementation européenne. En France, c'est l'Agence nationale de sécurité du médicament et des produits de santé (ANSM) qui prend les mesures nécessaires pour assurer la sécurité des participants à un essai clinique.

1. Contacter Mme Marie-Claire Artaud : 01 42 17 74 19 ; marie-claire.artaud@neuroceb.org

Ces dernières années, les mesures de vigilance ont été renforcées. Bien qu'extrêmement rares, les risques encourus par les participants n'étant pas sans conséquences, un suivi et une évaluation stricts de la sécurité sont imposés.

Comment est réalisé un essai clinique ? Il faut répondre à trois questions successives : le produit est-il sans danger chez l'homme ? C'est la phase I (volontaires sains). Est-il efficace sur un petit groupe de malades volontaires et quelle est la dose optimale (phase II) ? L'est-il sur une plus large cohorte de malades volontaires, en comparaison avec des placebos inefficaces ou des traitements déjà existants (phase III) ? Enfin, après la mise sur le marché du médicament, débute la phase IV (de pharmacovigilance, détection des effets secondaires nocifs) qui se poursuivra tant qu'il sera commercialisé.

Quels sont les droits du participant ? La personne qui souhaite participer à un essai clinique doit obtenir une information complète et précise, lui permettant de donner un consentement libre et éclairé. Elle doit être informée des bénéfices attendus de la recherche, des contraintes et des risques prévisibles, notamment si la recherche est arrêtée avant son terme, de son droit au refus d'y participer, de sa possibilité de retrait à tout instant du consentement qu'elle a donné, sans que sa responsabilité soit engagée ou qu'elle encoure aucun préjudice. En pratique, obtenir un consentement véritablement informé chez les personnes atteintes de maladie d'Alzheimer souffrant d'apathie, d'un syndrome dysexécutif ou d'une altération de la conscience de soi est souvent difficile.

Où trouver les résultats d'un essai clinique ? L'Organisation mondiale de la santé (OMS) tient un registre public dans lequel sont enregistrés tous les essais cliniques. Un registre Internet, accessible à tous gratuitement, répertorie également l'ensemble des protocoles thérapeutiques menés chez des patients ou chez des volontaires sains. Les résumés des résultats de ces essais cliniques, qu'ils soient positifs ou négatifs, sont ainsi disponibles sur certains sites[1] après la fin de l'essai.

III. – Les pistes thérapeutiques

Les pistes thérapeutiques sont très nombreuses. Il est possible de citer : prévenir et ou lutter contre la formation des protéines Aß et tau anormalement phosphorylée, favoriser leur élimination, bloquer la malconformation permettant leur propagation le long des réseaux neuronaux du cerveau. Et donc poursuivre l'amélioration des traitements immunologiques préventifs (vaccination) et curatifs (immunoglobulines) dirigés contre ces protéines.

Il est possible d'évoquer de multiples autres pistes : la lutte contre la mort neuronale et ses conséquences (le processus inflammatoire cérébral...), les facteurs de croissance nerveux, la greffe de cellules souches pluripotentes induites, la thérapie génique, voire les manipulations du microbiote (traitement par les probiotiques et transplantation du microbiote fécal...), l'utilisation de la lumière bleue, etc. À plus long terme,

1. En ligne : www.clinicaltrials.gov et www.clinicaltrialsregister.eu.

il sera sans doute possible d'intervenir sur le stress oxydant, le syndrome métabolique, le déficit d'autophagie. La neuroprotection par les chélateurs du fer ou d'autres molécules, par la lumière dans le proche infrarouge (NIR) ou même par la fabrication de neurones mutants par chimio-génétique sont autant d'autres pistes qui restent ouvertes.

IV. – La prévention

Retarder d'un an le début ou la progression de la maladie permettrait de diminuer d'environ 11 % le nombre de personnes atteintes[1]. Les pistes de prévention primaire (avant le début de la maladie) des démences neurodégénératives peuvent être l'éducation la plus efficace possible des enfants et, chez l'adulte, le développement des activités intellectuelles (éducation, lecture, pratique équilibrée de l'ordinateur…) et sociales (rencontres, jeux…), la multiplication et l'intensification des activités physiques, et aussi la lutte contre l'hypertension artérielle, l'obésité, les états dépressifs, les troubles du sommeil (il faut 6 heures de sommeil minimum par nuit), les drogues et la consommation excessive d'alcool, les états et ou maladies inflammatoires. Il convient aussi de détecter et de traiter précocement la douleur, facteur de troubles du sommeil. Tout traitement doit prendre en compte le risque élevé d'effets indésirables entraînés par l'utilisation simultanée de plusieurs médicaments

1. R. Brookmeyer *et alii*, « Projections of Alzheimer's disease in the United States and the public health impact of delaying disease onset », *The American Journal of Public Health*, vol. 88, n° 9, 1998, p. 1337-1342.

chez les personnes âgées. Il faut aussi privilégier les formes topiques (application locale) des médicaments dont les complications générales sont plus rares. Il est bien entendu conseillé d'éviter, autant que faire se peut, les facteurs environnementaux toxiques.

V. – L'avenir

Certains essais thérapeutiques récents sont-ils prometteurs ? La réponse est : oui, mais aucun n'est, jusqu'ici, vraiment satisfaisant. Des médicaments réduisant la quantité des dépôts de protéine Aß (Lequembi et donanemab), approuvés par la FDA américaine, ralentissent le déclin cognitif, mais exposent à de rares effets secondaires (œdème, hémorragie cérébrale). Leur commercialisation n'a pas été autorisée par l'Agence européenne des médicaments. Plusieurs autres médicaments réduisant la quantité des dépôts d'Aß sont en cours d'évaluation, avec des résultats jusqu'ici modestes. Certains essais, utilisant différentes voies d'administration du bapineuzumab, du solanezumab, du verubecestat et de l'aducanumab, anticorps monoclonaux dirigés contre cette protéine, ont été arrêtés faute de résultats suffisants. Des « modificateurs de la maladie » luttant contre la production des protéines en cause ont été aussi testés, par exemple des anticorps dirigés contre la voie amyloïdogène de l'APP. Les résultats d'essais de traitement pendant un an de formes débutantes de maladie d'Alzheimer sont ambigus : ils montrent, certes, la réduction de la quantité d'Aß cérébrale non amyloïde et de la progression de la maladie, mais ils ne font ni régresser les lésions ni stabiliser la maladie.

Il est envisagé de traiter plus tôt, dès les premiers symptômes, voire avant leur apparition, car un léger effet a été constaté chez les personnes les moins atteintes dans l'une des études. Ce résultat n'a cependant pas été confirmé, et traiter des personnes dont on ne sait pas si elles développeront vraiment la maladie pose des problèmes éthiques. Un essai de prévention chez des porteurs du gène de prédisposition ApoE est en cours avec le CNP520, qui inhibe une enzyme conduisant à la production d'Aß amyloïde.

Une autre piste est fournie par la rapamycine, un activateur de l'autophagie. Produite par une bactérie découverte sur l'île de Pâques, déjà utilisée dans le traitement des rejets de greffe, elle fait l'objet d'essais dans la maladie d'Alzheimer où elle interférerait avec le métabolisme de l'Aß. Ses effets sont encourageants : augmentation de la mémoire, des capacités d'apprentissage et réduction des lésions… Des essais ciblant la protéine tau anormalement phosphorylée sont aussi en cours. L'AZP2006, molécule active dans les taupathies, en phase d'essai clinique dans la paralysie supranucléaire progressive, doit être bientôt testée dans la maladie d'Alzheimer. Elle agirait sur la malconformation protéique et la « macroautophagie » qui permet aux cellules de lutter contre les anomalies de conformation protéique. Son efficacité a été démontrée dans un modèle de rongeurs et un essai clinique de phase 2 doit démarrer. Sa bonne tolérance chez l'homme vient d'être démontrée. D'autres exemples sont fournis par le donepezil, inhibiteur de la cholinestérase qui a des effets antioxydants et neuroprotecteurs : il a réduit la vitesse de l'atrophie de l'hippocampe dans un groupe de personnes suspectes d'une maladie d'Alzheimer débutante.

De nombreux autres médicaments ont été proposés sans que leur efficacité ait encore été prouvée chez l'homme. Il s'agit de modulateurs de l'expression des gènes d'horloge, visant à normaliser les rythmes veille-sommeil, d'acides ribonucléiques non codants ou de facteurs de transcription impliqués dans la croissance, la différenciation et la longévité de mammifères, de métabolites du gène FTO en rapport avec l'obésité, très activé dans la maladie d'Alzheimer…

Des travaux testant les thérapies non médicamenteuses ont aussi été réalisés. Des conseils nutritionnels et le contrôle de facteurs de risque vasculaires et métaboliques, la réalisation d'exercices physiques et la pratique d'exercices cognitifs et d'activités sociales ont amélioré ou stabilisé le score cognitif des personnes dans une étude finlandaise. L'étude multicentrique (38 centres français) ETNA3, effectuée en France sous la direction de Jean-François Dartigues, a évalué l'efficacité à long terme (2 ans) de 3 traitements : la stimulation cognitive, la thérapie par réminiscence et le programme de prise en charge individualisée. Les résultats de cette étude randomisée, portant sur un échantillon de 800 patients ayant les critères de maladie d'Alzheimer au stade de démence légère à modérée, ont été négatifs.

L'avenir repose aussi, à l'évidence, sur un diagnostic plus précoce, d'abord par le dépistage systématique des symptômes cliniques évocateurs de la maladie et, en cas de doute, sur l'utilisation d'une imagerie médicale de haute résolution analysant l'état des réseaux neuronaux (« connectome ») vulnérables, et sur la recherche de marqueurs biologiques précoces de la maladie (protéine tau, peptide amyloïde Aß), dans le sang, les urines ou les biopsies de peau ou de glandes salivaires. L'analyse des marqueurs génétiques et les études pangénomiques vont très probablement être plus fréquemment utilisées. Le diagnostic informatique des démences par les *big data* et l'*intelligence artificielle*, perspective plus éloignée, a été évoqué. L'ensemble de ces actions n'aura cependant d'intérêt, nous l'avons signalé, que lorsqu'un traitement efficace sera disponible.

Les nouveaux modèles permettent de mieux comprendre la maladie, de tester les médicaments du futur et même, pourquoi pas, de servir à son traitement. Les cultures et organoïdes cérébraux permettent déjà de disposer de tissus nerveux humains sur lesquels il est possible d'expérimenter plus aisément. Outre lutter contre la malconformation protéique et sa progression, ralentir la mort neuronale, favoriser le passage de médicaments ou l'élimination des molécules toxiques par ouverture de la barrière sang-cerveau, par exemple avec des ultrasons, utiliser de nouveaux vecteurs tels les exosomes (vésicules transférant les molécules d'une cellule à l'autre) et des modes innovants d'administration des médicaments, comme la voie nasale qui permet d'atteindre directement les neurones du cerveau en contournant la barrière sang-cerveau, sont autant de pistes actuellement suivies. L'utilisation de greffes de cellules souches multipotentes reprogrammées pour construire de nouveaux réseaux cérébraux remplaçant les réseaux détruits par la maladie est un espoir à très long terme.

Conclusion

Des progrès ont été faits dans la prise en charge de la maladie d'Alzheimer – c'en est bien une, en effet –, même si cela a pu être contesté, car elle touche surtout les personnes âgées. Les avancées dans la compréhension de son mécanisme ont été majeures, et le pas s'accélère. Il n'en reste pas moins que cette maladie est encore mal connue, mal prévenue, et lorsqu'elle est diagnostiquée, mal traitée. Ses conséquences individuelles, familiales, sociales et économiques imposent un effort accru de recherche. Approfondir nos connaissances sur son mécanisme afin d'améliorer les traitements existants et explorer de nouvelles pistes, étendre et affiner la prise en charge des personnes atteintes, améliorer la formation et le soutien des aidants, organiser la société pour y intégrer au mieux ce fardeau, sont indispensables. Ce n'est pas seulement une question éthique (les personnes atteintes de maladie d'Alzheimer y ont droit, comme toute personne malade), c'est aussi un devoir social et économique : il faut prévoir les conséquences à long terme de cette épidémie de moins en moins silencieuse.

TABLE DES MATIÈRES

Composition et mise en pages
Nord Compo à Villeneuve-d'Ascq

Imprimé en France
par la Nouvelle Imprimerie Laballery
rue Louis Blériot 58500 Clamecy
avril 2025 - N° 503134

La Nouvelle Imprimerie Laballery est titulaire de la marque Imprim'Vert®